Saveurs Légères

Cuisine Faible en Sodium

Émilie Dupont

Table des matières

Feuilles de moutarde sautées..12

Mélange de bok choy 13

Mélange de haricots verts et d'aubergines 14

Mélanger les olives et les artichauts 15

Trempette au curcuma et au poivre..16

Crème de lentilles...17

Noix grillées 18

Carrés aux canneberges 19

Bâtonnets de chou-fleur..20

Bols d'amandes et de graines 21

frites...22

Trempette au chou frisé 23

Chips de betterave..24

Sauce aux courgettes...25

Le mélange de graines et de pommes..26

Crème de potiron 27

Crème d'épinards 28

Sauce aux olives et coriandre 29

Sauce ciboulette et betterave 30

Sauce au concombre 31

Sauce aux pois chiches 32

Trempette aux olives 33

Trempette à l'oignon et à la noix de coco 34

Pignons de pin et sauce coco..35

Sauce roquette et concombre	36
Sauce au fromage	37
Sauce yaourt au paprika	38
Sauce au chou-fleur	39
Crème de crevettes	40
Sauce aux pêches	41
Chips de carottes	42
Bouchées d'asperges	43
Bols de figues mûres	44
Sauce au chou et aux crevettes	45
Roues d'avocat	46
Sauce au citron	47
Sauce patate douce	48
Sauce aux haricots	49
Sauce aux haricots verts	50
Crème de carotte	51
Sauce tomate	52
Bols de saumon	53
Sauce tomate et maïs	54
Champignons au four	55
Tartinade de haricots	56
Sauce fenouil coriandre	57
Bouchées de choux de Bruxelles	58
Bouchées de noix balsamiques	59
Chips de radis	60
Salade de crevettes et poireaux	61
Sauce aux poireaux	62

Salle du poivre	63
Sauce au maïs	65
Barres aux haricots	66
Mélange de graines de citrouille et chips de pommes	67
Sauce tomate et yaourt	68
Bols de betteraves de Cayenne	69
Bols de noix et de pacanes	70
Muffins au saumon et au persil	71
Bols d'oignons au fromage perlé	72
Barres de brocoli	73
Sauce ananas et tomate	74
Mélange de dinde et d'artichauts	75
Mélange d'origan et de dinde	76
Poulet aux oranges	77
Dinde à l'ail et aux champignons	78
Poulet et olives	79
Mélange balsamique à la dinde et aux pêches	80
Poulet à la noix de coco et aux épinards	81
Mélange de poulet et asperges	83
Dinde crémeuse et brocoli	84
Mélange de haricots verts au poulet et à l'aneth	85
Chili au poulet et courgettes	87
Mélange d'avocat et de poulet	89
Dinde et Bok Choy	90
Poulet au mélange d'oignons rouges	91
Dinde chaude et riz	92
Poulet aux poireaux et citron	94

Dinde au mélange de chou de Milan	95
Poulet au paprika vert	96
Sauce Poulet Et Moutarde	98
Mélange de poulet et céleri	99
Dinde au citron vert et pommes de terre nouvelles	101
Poulet à la moutarde	103
Poulet au four et pommes	104
Poulet chipotle	106
Herbes de dinde	108
Sauce poulet et gingembre	110
Poulet et maïs	111
Curry de dinde et quinoa	112
Panais de dinde et cumin	113
Dinde aux pois chiches et coriandre	115
Dinde aux haricots et olives	118
Quinoa au poulet et aux tomates	119
Ailes de poulet au piment	120
Mélange de crevettes et d'ananas	121
Saumon et olives vertes	122
Saumon et fenouil	123
Morue et asperges	124
crevettes épicées	125
Bar et tomates	126
Crevettes et haricots	127
Le mélange de crevettes et de raifort	128
Salade de crevettes et estragon	129
Mélanger la morue avec le parmesan	130

Mélange de tilapia et d'oignons rouges	131
Salade de truite	132
Truite balsamique	133
Saumon Persil	134
Salade de truite et légumes	135
Saumon au safran	136
Salade de crevettes et pastèque	137
Salade d'origan aux crevettes et quinoa	138
Salade de crabe	139
Pétoncles balsamiques	140
Laissez le mélange crémeux	141
Le mélange épicé de saumon et de mangue	142
Mélange de crevettes à l'aneth	143
Galettes de saumon	144
Crevettes aux artichauts	145
Crevettes sauce citron	146
Mélange de thon et d'oranges	147
curry de saumon	148
Mélange de saumon et carottes	149
Le mélange de crevettes et pignons de pin	150
Morue chili et haricots verts	151
Coquilles Saint-Jacques à l'ail	153
Mélange de bar crémeux	154
Mélange de perches et de champignons	155
Soupe de saumon	156
Crevettes à la muscade	157
Mélange de crevettes et de baies	158

Truite citronnée au four	159
Coquilles Saint-Jacques à la ciboulette	160
Boulettes de thon	161
Poêle au saumon	162
Mélange de morue à la moutarde	163
Mélange de crevettes et asperges	164
Morue et petits pois	165
Bols de crevettes et de moules	166
Crème de menthe	167
Pouding aux framboises	168
Barres aux amandes	169
Mélange de pêches au four	170
tarte aux noix de pécan	171
tarte aux pommes	172
Crème à la cannelle	173
Le mélange crémeux de fraises	174
Brownies à la vanille et aux pacanes	175
Pouding au cacao	177
Crème vanille à la muscade	178
Crème d'avocat	179
Crème de framboise	180
Salade de pastèque	181
Le mélange de poire et de noix de coco	182
Compote de pommes	183
Ragoût d'abricots	184
Mélange melon-citron	185
Crème anglaise crémeuse à la rhubarbe	186

Bols d'ananas	187
Ragoût de bleuets	188
Pouding au citron	189
Crème de pêche	190
Mélange de prunes à la cannelle	191
Chia et pommes Vanille	192
Ragoût de rhubarbe	194
Crème de rhubarbe	195
Salade de myrtilles	196
Dattes et crème de banane	197
Muffins aux prunes	198
Bols aux prunes et raisins secs	199
Barres aux graines de tournesol	200
Bols de mûres et de noix de cajou	201
Bols d'oranges et de mandarines	202
Crème de potiron	203
Le mélange de figues et de rhubarbe	204
Banane épicée	205
Smoothie au cacao	206
Bar avec thé vert et dattes	208
Crème de noix	209
Gâteau au citron	210
Barres aux raisins	211
Carrés de nectarines	212
Ragoût de raisin	213
Crème de mandarine et de prune	214
Crème de cerises et fraises	215

Cardamome, noix et riz au lait 216

Pain aux poires 217

Riz au lait et cerises 218

Ragoût de pastèque 219

Pouding au gingembre 220

Crème de cajou 221

Crackers au chanvre 222

Bols d'amandes et de grenades 223

Feuilles de moutarde sautées

Temps de préparation : 10 minutes
Temps de cuisson : 12 minutes
Portions : 4

Ingrédients:
- 6 tasses de moutarde
- 2 cuillères à soupe d'huile d'olive
- 2 oignons nouveaux, hachés
- ½ tasse de crème de coco
- 2 cuillères à soupe de paprika doux
- Poivre noir au goût

Les indications:
1. Faites chauffer une poêle avec de l'huile à feu moyen-vif, ajoutez l'oignon, le paprika et le poivre noir, mélangez et faites revenir pendant 3 minutes.
2. Ajouter la moutarde et les autres ingrédients, remuer, cuire encore 9 minutes, répartir dans les assiettes et servir en accompagnement.

Nutrition: 163 calories, 14,8 matières grasses, 4,9 fibres, 8,3 glucides, 3,6 protéines

Mélange de bok choy

Temps de préparation : 10 minutes
Temps de cuisson : 12 minutes
Portions : 4

Ingrédients:
- 1 cuillère à soupe d'huile d'avocat
- 1 cuillère à soupe de vinaigre balsamique
- 1 oignon jaune, haché
- 1 kilogramme de bok choy, haché
- 1 cuillère à café de cumin moulu
- 1 cuillère à soupe d'acides aminés de noix de coco
- ¼ tasse de bouillon de légumes faible en sodium
- Poivre noir au goût

Les indications:
1. Faites chauffer une poêle avec de l'huile à feu moyen-vif, ajoutez l'oignon, le cumin et le poivre noir, mélangez et laissez cuire 3 minutes.
2. Ajouter le bok choy et les autres ingrédients, remuer, cuire encore 8 à 9 minutes, répartir dans les assiettes et servir comme plat d'accompagnement.

Nutrition: calories 38, lipides 0,8, fibres 2, glucides 6,5, protéines 2,2

Mélange de haricots verts et d'aubergines

Temps de préparation : 4 minutes
Temps de cuisson : 40 minutes
Portions : 4

Ingrédients:
- 1 livre de haricots verts, tranchés et coupés en deux
- 1 petite aubergine, coupée en gros morceaux
- 1 oignon jaune, haché
- 2 cuillères à soupe d'huile d'olive
- 2 cuillères à soupe de jus de citron
- 1 cuillère à café de paprika fumé
- ¼ tasse de bouillon de légumes faible en sodium
- Poivre noir au goût
- ½ cuillère à café d'origan séché

Les indications:
1. Dans une casserole, mélanger les haricots verts avec l'aubergine et les autres ingrédients, mélanger, mettre au four, enfourner à 390°C pendant 40 minutes, répartir dans les assiettes et servir en accompagnement.

Nutrition: calories 141, lipides 7,5, fibres 8,9, glucides 19, protéines 3,7

Mélanger les olives et les artichauts

Temps de préparation : 5 minutes
Temps de cuisson : 0 minutes
Portions : 4

Ingrédients:
- 10 onces de cœurs d'artichauts en conserve, sans sel ajouté, égouttés et coupés en deux
- 1 tasse d'olives noires, dénoyautées et tranchées
- 1 cuillère à soupe de câpres, égouttées
- 1 tasse d'olives vertes, dénoyautées et tranchées
- 1 cuillère à soupe de persil haché
- Poivre noir au goût
- 2 cuillères à soupe d'huile d'olive
- 2 cuillères à soupe de vinaigre de vin rouge
- 1 cuillère à soupe de ciboulette hachée

Les indications:
1. Dans un saladier, mélanger les artichauts avec les olives et les autres ingrédients, mélanger et servir en accompagnement.

Nutrition: 138 calories, 11 lipides, 5,1 fibres, 10 glucides, 2,7 protéines

Trempette au curcuma et au poivre

Temps de préparation : 4 minutes
Temps de préparation : 0 minutes
Portions : 4

Ingrédients:
- 1 cuillère à café de poudre de curcuma
- 1 tasse de crème de coco
- 14 onces de poivron rouge, non salé, émincé
- Jus de ½ citron
- 1 cuillère à soupe de ciboulette hachée

Les indications:
1. Dans le mixeur, mélanger les poivrons avec le curcuma et les autres ingrédients, sauf la ciboulette, bien mélanger, répartir dans des bols et servir en collation avec de la ciboulette saupoudrée.

Nutrition: calories 183, lipides 14,9, fibres 3. glucides 12,7, protéines 3,4

Crème de lentilles

Temps de préparation : 5 minutes
Temps de préparation : 0 minutes
Portions : 4

Ingrédients:
- 14 onces de lentilles en conserve, égouttées, sans sel ajouté, rincées
- Jus de 1 citron
- 2 gousses d'ail, hachées
- 2 cuillères à soupe d'huile d'olive
- ½ tasse de coriandre hachée

Les indications:
1. Dans un mixeur, mélanger les lentilles avec l'huile et les autres ingrédients, bien mélanger, répartir dans des bols et servir comme crème de fête.

Nutrition: 416 calories, 8,2 matières grasses, 30,4 fibres, 60,4 glucides, 25,8 protéines

Noix grillées

Temps de préparation : 5 minutes
Temps de préparation : 15 minutes
Portions : 8

Ingrédients:
- ½ cuillère à café de paprika fumé
- ½ cuillère à café de poudre de chili
- ½ cuillère à café de poudre d'ail
- 1 cuillère à soupe d'huile d'avocat
- Une pincée de poivre de Cayenne
- 14 onces de noix

Les indications:
1. Étalez les noix sur une plaque tapissée, ajoutez le paprika et les autres ingrédients, mélangez et enfournez à 410 degrés pendant 15 minutes.
2. Répartir dans des bols et servir comme collation.

Nutrition: 311 calories, 29,6 matières grasses, 3,6 fibres, 5,3 glucides, 12 protéines

Carrés aux canneberges

Temps de préparation: 3 heures et 5 minutes

Temps de préparation : 0 minutes
Portions : 4

Ingrédients:
- 2 onces de crème de coco
- 2 cuillères à soupe de flocons d'avoine
- 2 cuillères à soupe de noix de coco hachée
- 1 tasse de myrtilles

Les indications:
1. Dans un mélangeur, mélanger les flocons d'avoine avec les canneberges et les autres ingrédients, bien battre et répartir dans un moule carré.

Coupez-les en carrés et réfrigérez 3 heures avant de servir.

Nutrition: 66 calories, 4,4 matières grasses, 1,8 fibres, 5,4 glucides, 0,8 protéines

Bâtonnets de chou-fleur

Temps de préparation : 10 minutes
Temps de préparation : 30 minutes
Portions : 8

Ingrédients:
- 2 tasses de farine complète
- 2 cuillères à café de levure chimique
- Une pincée de poivre noir
- 2 oeufs battus
- 1 tasse de lait d'amande
- 1 tasse de fleurons de chou-fleur, hachés
- 1/2 tasse de fromage cheddar faible en gras, râpé

Les indications:
1. Dans un bol, mélanger la farine avec le chou-fleur et les autres ingrédients et bien mélanger.
2. Étaler dans un moule, mettre au four, enfourner à 400°C pendant 30 minutes, couper en barres et servir en collation.

Nutrition: calories 430, lipides 18,1, fibres 3,7, glucides 54, protéines 14,5

Bols d'amandes et de graines

Temps de préparation : 5 minutes
Temps de préparation : 10 minutes
Portions : 4

Ingrédients:
- 2 tasses d'amandes
- 1/4 tasse de noix de coco, râpée
- 1 mangue, pelée et coupée en dés
- 1 tasse de graines de tournesol
- Aérosol de cuisson

Les indications:
1. Étalez les amandes, la noix de coco, la mangue et les graines de tournesol sur une plaque à pâtisserie, enduisez-les d'enduit à cuisson, mélangez et faites cuire au four à 400 degrés pendant 10 minutes.
2. Répartir dans des bols et servir comme collation.

Nutrition: 411 calories, 31,8 matières grasses, 8,7 fibres, 25,8 glucides, 13,3 protéines

frites

Temps de préparation : 10 minutes
Temps de préparation : 20 minutes
Portions : 4

Ingrédients:
- 4 pommes de terre dorées, pelées et coupées en fines tranches
- 2 cuillères à soupe d'huile d'olive
- 1 cuillère à soupe de poudre de chili
- 1 cuillère à café de paprika doux
- 1 cuillère à soupe de ciboulette hachée

Les indications:
1. Étalez les pommes de terre sautées sur une plaque tapissée, ajoutez l'huile et les autres ingrédients, mélangez, mettez au four et faites cuire au four à 390 degrés pendant 20 minutes.
2. Répartir dans des bols et servir.

Nutrition: 118 calories, 7,4 matières grasses, 2,9 fibres, 13,4 glucides, 1,3 protéines

Trempette au chou frisé

Temps de préparation : 10 minutes
Temps de préparation : 20 minutes
Portions : 4

Ingrédients:
- 1 botte de feuilles de chou
- 1 tasse de crème de coco
- 1 échalote, hachée
- 1 cuillère à soupe d'huile d'olive
- 1 cuillère à café de poudre de chili
- Une pincée de poivre noir

Les indications:
1. Faites chauffer une poêle avec de l'huile à feu moyen, ajoutez les échalotes, remuez et faites revenir 4 minutes.
2. Ajouter le chou et les autres ingrédients, porter à ébullition et cuire à feu moyen pendant 16 minutes.
3. Mixez au mixeur plongeant, répartissez dans des bols et servez comme collation.

Nutrition: calories 188, lipides 17,9, fibres 2,1, glucides 7,6, protéines 2,5

Chips de betterave

Temps de préparation : 10 minutes
Temps de cuisson : 35 minutes
Portions : 4

Ingrédients:
- 2 betteraves pelées et tranchées finement
- 1 cuillère à soupe d'huile d'avocat
- 1 cuillère à café de cumin moulu
- 1 cuillère à café de graines de fenouil, écrasées
- 2 cuillères à café d'ail, émincé

Les indications:
1. Étalez les pommes de terre sautées à la betterave sur une plaque tapissée, ajoutez l'huile et les autres ingrédients, mélangez, mettez au four et enfournez à 400 degrés pendant 35 minutes.
2. Répartissez dans des bols et servez comme collation.

Nutrition: 32 calories, 0,7 matières grasses, 1,4 fibres, 6,1 glucides, 1,1 protéines

Sauce aux courgettes

Temps de préparation : 5 minutes
Temps de préparation : 10 minutes
Portions : 4

Ingrédients:
- ½ tasse de yaourt faible en gras
- 2 courgettes, hachées
- 1 cuillère à soupe d'huile d'olive
- 2 oignons nouveaux, hachés
- ¼ tasse de bouillon de légumes faible en sodium
- 2 gousses d'ail, hachées
- 1 cuillère à soupe d'aneth haché
- Une pincée de muscade moulue

Les indications:
1. Faites chauffer une poêle avec de l'huile à feu moyen, ajoutez l'oignon et l'ail, mélangez et faites revenir pendant 3 minutes.
2. Ajoutez les potirons et les autres ingrédients sauf le yaourt, mélangez, laissez cuire encore 7 minutes et retirez du feu.
3. Ajouter le yaourt, mélanger au mixeur plongeant, répartir dans des bols et servir.

Nutrition: 76 calories, 4,1 matières grasses, 1,5 fibres, 7,2 glucides, 3,4 protéines

Le mélange de graines et de pommes

Temps de préparation : 10 minutes
Temps de préparation : 20 minutes
Portions : 4

Ingrédients:
- 2 cuillères à soupe d'huile d'olive
- 1 cuillère à café de paprika fumé
- 1 tasse de graines de tournesol
- 1 tasse de graines de chia
- 2 pommes, épépinées et tranchées
- ½ cuillère à café de cumin moulu
- Une pincée de poivre de Cayenne

Les indications:
1. Dans un bol, mélanger les graines avec les pommes et les autres ingrédients, mélanger, étaler sur une plaque tapissée, mettre au four et enfourner à 350 degrés pendant 20 minutes.
2. Répartir dans des bols et servir comme collation.

Nutrition: 222 calories, 15,4 matières grasses, 6,4 fibres, 21,1 glucides, 4 protéines

Crème de potiron

Temps de préparation : 5 minutes
Temps de préparation : 0 minutes
Portions : 4

Ingrédients:
- 2 tasses de pulpe de citrouille
- ½ tasse de graines de citrouille
- 1 cuillère à soupe de jus de citron
- 1 cuillère à soupe de pâte de graines de sésame
- 1 cuillère à soupe d'huile d'olive

Les indications:
1. Dans un mixeur, mélangez le potiron avec les graines et les autres ingrédients, mélangez bien, répartissez dans des bols et servez une crème de fête.

Nutrition: calories 162, lipides 12,7, fibres 2,3, glucides 9,7, protéines 5,5

Crème d'épinards

Temps de préparation : 10 minutes
Temps de préparation : 20 minutes
Portions : 4

Ingrédients:
- 1 kilogramme d'épinards, hachés
- 1 tasse de crème de coco
- 1 tasse de mozzarella faible en gras, râpée
- Une pincée de poivre noir
- 1 cuillère à soupe d'aneth haché

Les indications:
1. Dans une poêle, mélanger les épinards avec la crème et les autres ingrédients, bien mélanger, mettre au four et cuire à 400 degrés pendant 20 minutes.
2. Répartir dans des bols et servir.

Nutrition: calories 186, lipides 14,8, fibres 4,4, glucides 8,4, protéines 8,8

Sauce aux olives et coriandre

Temps de préparation : 5 minutes
Temps de préparation : 0 minutes
Portions : 4

Ingrédients:
- 1 oignon rouge, haché
- 1 tasse d'olives noires, dénoyautées et coupées en deux
- 1 concombre, coupé en dés
- ¼ tasse de coriandre, hachée
- Une pincée de poivre noir
- 2 cuillères à soupe de jus de citron

Les indications:
1. Dans un bol, mélanger les olives avec le concombre et le reste des ingrédients, mélanger et servir froid en collation.

Nutrition: 64 calories, 3,7 matières grasses, 2,1 fibres, 8,4 glucides, 1,1 protéines

Sauce ciboulette et betterave

Temps de préparation : 5 minutes
Temps de préparation : 25 minutes
Portions : 4

Ingrédients:
- 2 cuillères à soupe d'huile d'olive
- 1 oignon rouge, haché
- 2 cuillères à soupe de ciboulette hachée
- Une pincée de poivre noir
- 1 betterave, pelée et hachée
- 8 onces de fromage à la crème faible en gras
- 1 tasse de crème de coco

Les indications:
1. Faites chauffer une poêle avec de l'huile à feu moyen, ajoutez l'oignon et faites revenir 5 minutes.
2. Ajoutez le reste des ingrédients et laissez cuire encore 20 minutes en remuant souvent.
3. Transférer le mélange dans le mixeur, bien mélanger, répartir dans des bols et servir.

Nutrition: 418 calories, 41,2 matières grasses, 2,5 fibres, 10 glucides, 6,4 protéines

Sauce au concombre

Temps de préparation : 5 minutes
Temps de préparation : 0 minutes
Portions : 4

Ingrédients:
- 1 kilogramme de concombres coupés en dés
- 1 avocat pelé, dénoyauté et coupé en dés
- 1 cuillère à soupe de câpres, égouttées
- 1 cuillère à soupe de ciboulette hachée
- 1 petit oignon rouge, coupé en dés
- 1 cuillère à soupe d'huile d'olive
- 1 cuillère à soupe de vinaigre balsamique

Les indications:
1. Dans un bol, mélanger les concombres avec l'avocat et les autres ingrédients, mélanger, répartir dans des petits bols et servir.

Nutrition: 132 calories, 4,4 matières grasses, 4 fibres, 11,6 glucides, 4,5 protéines

Sauce aux pois chiches

Temps de préparation : 5 minutes
Temps de préparation : 0 minutes
Portions : 4

Ingrédients:
- 1 cuillère à soupe d'huile d'olive
- 1 cuillère à soupe de jus de citron
- 1 cuillère à soupe de pâte de graines de sésame
- 2 cuillères à soupe de ciboulette hachée
- 2 oignons nouveaux, hachés
- 2 tasses de pois chiches en conserve, sans sel ajouté, égouttés et rincés

Les indications:
1. Dans le mixeur, mélanger les pois chiches avec l'huile et les autres ingrédients, sauf la ciboulette, bien battre, les répartir dans des bols, saupoudrer de ciboulette et servir.

Nutrition: 280 calories, 13,3 matières grasses, 5,5 fibres, 14,8 glucides, 6,2 protéines

Trempette aux olives

Temps de préparation : 4 minutes
Temps de préparation : 0 minutes
Portions : 4

Ingrédients:
- 2 tasses d'olives noires, dénoyautées et hachées
- 1 tasse de menthe hachée
- 2 cuillères à soupe d'huile d'avocat
- ½ tasse de crème de coco
- ¼ tasse de jus de citron
- Une pincée de poivre noir

Les indications:
1. Dans le mixeur, mélanger les olives avec la menthe et les autres ingrédients, bien mélanger, répartir dans des bols et servir.

Nutrition: 287 calories, 13,3 matières grasses, 4,7 fibres, 17,4 glucides, 2,4 protéines

Trempette à l'oignon et à la noix de coco

Temps de préparation : 5 minutes
Temps de préparation : 0 minutes
Portions : 4

Ingrédients:
- 4 oignons primaires, hachés
- 1 échalote, hachée
- 1 cuillère à soupe de jus de citron
- Une pincée de poivre noir
- 2 onces de mozzarella faible en gras, râpée
- 1 tasse de crème de coco
- 1 cuillère à soupe de persil haché

Les indications:
1. Dans un mixeur, mélanger les oignons nouveaux avec le thé et les autres ingrédients, bien mélanger, répartir dans des bols et servir comme sauce de fête.

Nutrition: 271 calories, 15,3 matières grasses, 5 fibres, 15,9 glucides, 6,9 protéines

Pignons de pin et sauce coco

Temps de préparation : 5 minutes
Temps de préparation : 0 minutes
Portions : 4

Ingrédients:
- 8 onces de crème de coco
- 1 cuillère à soupe de pignons de pin hachés
- 2 cuillères à soupe de persil haché
- Une pincée de poivre noir

Les indications:
1. Dans un bol, mélanger la crème avec les pignons de pin et le reste des ingrédients, bien battre, répartir dans des bols et servir.

Nutrition: 281 calories, 13 matières grasses, 4,8 fibres, 16 glucides, 3,56 protéines

Sauce roquette et concombre

Temps de préparation : 5 minutes
Temps de préparation : 0 minutes
Portions : 4

Ingrédients:
- 4 échalotes, hachées
- 2 tomates en dés
- 4 concombres, coupés en dés
- 1 cuillère à soupe de vinaigre balsamique
- 1 tasse de jeunes feuilles de roquette
- 2 cuillères à soupe de jus de citron
- 2 cuillères à soupe d'huile d'olive
- Une pincée de poivre noir

Les indications:
1. Dans un bol, mélanger les échalotes avec les tomates et les autres ingrédients, mélanger, répartir dans des petits bols et servir comme collation.

Nutrition: 139 calories, 3,8 matières grasses, 4,5 fibres, 14 glucides, 5,4 protéines

Sauce au fromage

Temps de préparation : 5 minutes
Temps de préparation : 0 minutes
Portions : 6

Ingrédients:
- 1 cuillère à soupe de menthe hachée
- 1 cuillère à soupe d'origan haché
- 10 onces de fromage à la crème sans gras
- ½ tasse de gingembre, tranché
- 2 cuillères à soupe d'acides aminés de noix de coco

Les indications:
1. Dans le mixeur, mélanger le fromage à la crème avec le gingembre et les autres ingrédients, bien mélanger, répartir dans des bols et servir.

Nutrition: 388 calories, 15,4 matières grasses, 6 fibres, 14,3 glucides, 6 protéines

Sauce yaourt au paprika

Temps de préparation : 5 minutes
Temps de préparation : 0 minutes
Portions : 4

Ingrédients:
- 3 tasses de yaourt faible en gras
- 2 oignons nouveaux, hachés
- 1 cuillère à café de paprika doux
- ¼ tasse d'amandes moulues
- ¼ tasse d'aneth, haché

Les indications:
1. Dans un bol, mélanger le yaourt avec l'oignon et les autres ingrédients, mélanger, répartir dans des bols et servir.

Nutrition: calories 181, lipides 12,2, fibres 6, glucides 14,1, protéines 7

Sauce au chou-fleur

Temps de préparation : 5 minutes
Temps de préparation : 0 minutes
Portions : 4

Ingrédients:
- 1 kilogramme de fleurons de chou-fleur, blanchis
- 1 tasse d'olives kalamata, dénoyautées et coupées en deux
- 1 tasse de tomates cerises, coupées en deux
- 1 cuillère à soupe d'huile d'olive
- 1 cuillère à soupe de jus de citron
- Une pincée de poivre noir

Les indications:
1. Dans un bol, mélanger le chou-fleur avec les olives et les autres ingrédients, mélanger et servir.

Nutrition: 139 calories, 4 matières grasses, 3,6 fibres, 5,5 glucides, 3,4 protéines

Crème de crevettes

Temps de préparation : 5 minutes
Temps de préparation : 0 minutes
Portions : 4

Ingrédients:
- 8 onces de crème de coco
- 1 kilogramme de crevettes bouillies, décortiquées, nettoyées et hachées
- 2 cuillères à soupe d'aneth haché
- 2 oignons nouveaux, hachés
- 1 cuillère à soupe de coriandre hachée
- Une pincée de poivre noir

Les indications:
1. Dans un bol, mélanger les crevettes avec la crème et les autres ingrédients, mélanger et servir en tartinade.

Nutrition: 362 calories, 14,3 matières grasses, 6 fibres, 14,6 glucides, 5,9 protéines

Sauce aux pêches

Temps de préparation : 4 minutes
Temps de préparation : 0 minutes
Portions : 4

Ingrédients:
- 4 pêches dénoyautées et coupées en dés
- 1 tasse d'olives kalamata, dénoyautées et coupées en deux
- 1 avocat dénoyauté, pelé et coupé en dés
- 1 tasse de tomates cerises, coupées en deux
- 1 cuillère à soupe d'huile d'olive
- 1 cuillère à soupe de jus de citron
- 1 cuillère à soupe de coriandre hachée

Les indications:
1. Dans un bol, mélanger les pêches avec les olives et les autres ingrédients, bien mélanger et servir froid.

Nutrition: calories 200, lipides 7,5, fibres 5, glucides 13,3, protéines 4,9

Chips de carottes

Temps de préparation : 10 minutes
Temps de préparation : 20 minutes
Portions : 4

Ingrédients:
- 4 carottes, tranchées finement
- 2 cuillères à soupe d'huile d'olive
- Une pincée de poivre noir
- 1 cuillère à café de paprika doux
- ½ cuillère à café de poudre de curcuma
- Une pincée de flocons de piment rouge

Les indications:
1. Dans un bol, mélanger les flocons de carottes avec l'huile et les autres ingrédients et mélanger.
2. Étalez les frites sur une plaque à pâtisserie tapissée, faites cuire au four à 400°F pendant 25 minutes, répartissez dans les bols et servez comme collation.

Nutrition: 180 calories, 3 matières grasses, 3,3 fibres, 5,8 glucides, 1,3 protéines

Bouchées d'asperges

Temps de préparation : 4 minutes
Temps de préparation : 20 minutes
Portions : 4

Ingrédients:
- 2 cuillères à soupe d'huile de coco dissoute
- 1 livre d'asperges, tranchées et coupées en deux
- 1 cuillère à café de poudre d'ail
- 1 cuillère à café de romarin séché
- 1 cuillère à café de poudre de chili

Les indications:
1. Dans un bol, mélangez les asperges avec l'huile et les autres ingrédients, mélangez, étalez sur une plaque tapissée et enfournez à 400 degrés pendant 20 minutes.
2. Répartir dans des bols et servir froid comme collation.

Nutrition:170 calories, 4,3 matières grasses, 4 fibres, 7 glucides, 4,5 protéines

Bols de figues mûres

Temps de préparation : 4 minutes
Temps de cuisson : 12 minutes
Portions : 4

Ingrédients:
- 8 figues, coupées en deux
- 1 cuillère à soupe d'huile d'avocat
- 1 cuillère à café de muscade moulue

Les indications:
1. Dans une poêle mélanger les figues avec l'huile et la muscade, mélanger et enfourner à 400 degrés pendant 12 minutes.
2. Répartissez les figues dans des bols et servez-les comme collation.

Nutrition: 180 calories, 4,3 matières grasses, 2 fibres, 2 glucides, 3,2 protéines

Sauce au chou et aux crevettes

Temps de préparation : 5 minutes
Temps de préparation : 6 minutes
Portions : 4

Ingrédients:
- 2 tasses de chou rouge, haché
- 1 kilogramme de crevettes décortiquées et déveinées
- 1 cuillère à soupe d'huile d'olive
- Une pincée de poivre noir
- 2 oignons nouveaux, hachés
- 1 tasse de tomates, coupées en dés
- ½ cuillère à café de poudre d'ail

Les indications:
1. Faites chauffer une poêle avec de l'huile à feu moyen, ajoutez les crevettes, remuez et faites cuire 3 minutes de chaque côté.
2. Dans un bol, mélanger le chou avec les crevettes et les autres ingrédients, mélanger, répartir dans des petits bols et servir.

Nutrition: 225 calories, 9,7 matières grasses, 5,1 fibres, 11,4 glucides, 4,5 protéines

Roues d'avocat

Temps de préparation : 5 minutes
Temps de préparation : 10 minutes
Portions : 4

Ingrédients:
- 2 avocats pelés, dénoyautés et tranchés
- 1 cuillère à soupe d'huile d'avocat
- 1 cuillère à soupe de jus de citron
- 1 cuillère à café de coriandre moulue

Les indications:
1. Étalez les tranches d'avocat sur une plaque à pâtisserie tapissée, ajoutez l'huile et les autres ingrédients, mélangez et enfournez à 300 degrés pendant 10 minutes.
2. Répartissez-les dans des petits bols et servez comme collation.

Nutrition: 212 calories, 20,1 matières grasses, 6,9 fibres, 9,8 glucides, 2 protéines

Sauce au citron

Temps de préparation : 4 minutes
Temps de préparation : 0 minutes
Portions : 4

Ingrédients:
- 1 tasse de fromage à la crème faible en gras
- Poivre noir au goût
- ½ tasse de jus de citron
- 1 cuillère à soupe de coriandre hachée
- 3 gousses d'ail hachées

Les indications:
1. Au robot culinaire, mélanger le fromage à la crème avec le jus de citron et les autres ingrédients, bien mélanger, répartir dans des bols et servir.

Nutrition: 213 calories, 20,5 matières grasses, 0,2 fibres, 2,8 glucides, 4,8 protéines

Sauce patate douce

Temps de préparation : 10 minutes
Temps de cuisson : 40 minutes
Portions : 4

Ingrédients:
- 1 tasse de patates douces, pelées et coupées en dés
- 1 cuillère à soupe de bouillon de légumes faible en sodium
- Aérosol de cuisson
- 2 cuillères à soupe de crème de coco
- 2 cuillères à café de romarin séché
- Poivre noir au goût

Les indications:
1. Dans une poêle, mélanger les pommes de terre avec le bouillon et les autres ingrédients, mélanger, cuire au four à 365 degrés pendant 40 minutes, passer au mixeur, bien battre, répartir dans des bols et servir.

Nutrition: calories 65, lipides 2,1, fibres 2, glucides 11,3, protéines 0,8

Sauce aux haricots

Temps de préparation : 5 minutes
Temps de préparation : 0 minutes
Portions : 4

Ingrédients:
- 1 tasse de haricots noirs en conserve, non salés, égouttés
- 1 tasse de haricots rouges en conserve, non salés, égouttés
- 1 cuillère à café de vinaigre balsamique
- 1 tasse de tomates cerises, coupées en dés
- 1 cuillère à soupe d'huile d'olive
- 2 échalotes, hachées

Les indications:
1. Dans un bol, mélanger les haricots avec le vinaigre et les autres ingrédients, mélanger et servir comme collation de fête.

Nutrition: 362 calories, 4,8 matières grasses, 14,9 fibres, 61 glucides, 21,4 protéines

Sauce aux haricots verts

Temps de préparation : 10 minutes
Temps de préparation : 10 minutes
Portions : 4

Ingrédients:
- 1 livre de haricots verts, tranchés et coupés en deux
- 1 cuillère à soupe d'huile d'olive
- 2 cuillères à café de câpres, égouttées
- 6 onces d'olives vertes, dénoyautées et tranchées
- 4 gousses d'ail, hachées
- 1 cuillère à soupe de jus de citron
- 1 cuillère à soupe d'origan haché
- Poivre noir au goût

Les indications:
1. Faites chauffer une poêle d'huile à feu moyen-vif, ajoutez l'ail et les haricots verts, remuez et laissez cuire 3 minutes.
2. Ajoutez le reste des ingrédients, mélangez, laissez cuire encore 7 minutes, répartissez dans des petits bols et servez froid.

Nutrition: 111 calories, 6,7 matières grasses, 5,6 fibres, 13,2 glucides, 2,9 protéines

Crème de carotte

Temps de préparation : 10 minutes
Temps de préparation : 30 minutes
Portions : 4

Ingrédients:
- 1 kg de carottes pelées et hachées
- ½ tasse de noix hachées
- 2 tasses de bouillon de légumes faible en sodium
- 1 tasse de crème de coco
- 1 cuillère à soupe de romarin haché
- 1 cuillère à café de poudre d'ail
- ¼ cuillère à café de paprika fumé

Les indications:
1. Dans une casserole, mélanger les carottes avec le bouillon, les noix et les autres ingrédients sauf la crème et le romarin, remuer, porter à ébullition sur feu moyen, laisser mijoter 30 minutes, égoutter et passer au mixeur.
2. Ajouter la crème, bien battre le mélange, répartir dans des bols, saupoudrer de romarin et servir.

Nutrition: 201 calories, 8,7 matières grasses, 3,4 fibres, 7,8 glucides, 7,7 protéines

Sauce tomate

Temps de préparation : 10 minutes
Temps de préparation : 10 minutes
Portions : 4

Ingrédients:
- 1 kg de tomates pelées et hachées
- ½ tasse d'ail, émincé
- 2 cuillères à soupe d'huile d'olive
- Une pincée de poivre noir
- 2 échalotes, hachées
- 1 cuillère à café de thym séché

Les indications:
1. Faites chauffer une poêle d'huile à feu moyen-vif, ajoutez l'ail et les échalotes, remuez et faites revenir pendant 2 minutes.
2. Ajouter les tomates et les autres ingrédients, cuire encore 8 minutes et passer dans un mixeur.
3. Bien mélanger, répartir dans des petits bols et servir comme collation.

Nutrition: calories 232, lipides 11,3, fibres 3,9, glucides 7,9, protéines 4,5

Bols de saumon

Temps de préparation : 10 minutes
Temps de préparation : 0 minutes
Portions : 6

Ingrédients:
- 1 cuillère à soupe d'huile d'avocat
- 1 cuillère à soupe de vinaigre balsamique
- ½ cuillère à café d'origan séché
- 1 tasse de saumon fumé, non salé, désossé, sans peau, coupé en dés
- 1 tasse de sauce
- 4 tasses de pousses d'épinards

Les indications:
1. Dans un bol, mélanger le saumon avec la sauce et les autres ingrédients, mélanger, répartir dans des bols et servir.

Nutrition: 281 calories, 14,4 matières grasses, 7,4 fibres, 18,7 glucides, 7,4 protéines

Sauce tomate et maïs

Temps de préparation : 4 minutes
Temps de préparation : 0 minutes
Portions : 4

Ingrédients:
- 3 tasses de maïs
- 2 tasses de tomates en dés
- 2 oignons verts, hachés
- 2 cuillères à soupe d'huile d'olive
- 1 piment rouge, haché
- ½ cuillère à soupe de ciboulette ciselée

Les indications:
1. Dans un saladier, mélanger les tomates avec le maïs et les autres ingrédients, mélanger et servir froid en collation.

Nutrition:178 calories, 8,6 matières grasses, 4,5 fibres, 25,9 glucides, 4,7 protéines

Champignons au four

Temps de préparation : 10 minutes
Temps de préparation : 25 minutes
Portions : 4

Ingrédients:
- 1 kilogramme de petits chapeaux de champignons
- 2 cuillères à soupe d'huile d'olive
- 1 cuillère à soupe de ciboulette hachée
- 1 cuillère à soupe de romarin haché
- Poivre noir au goût

Les indications:
1. Mettez les champignons dans une plaque allant au four, ajoutez l'huile et le reste des ingrédients, mélangez, enfournez à 400°C pendant 25 minutes, répartissez dans des bols et servez comme collation.

Nutrition: 215 calories, 12,3 matières grasses, 6,7 fibres, 15,3 glucides, 3,5 protéines

Tartinade de haricots

Temps de préparation : 5 minutes
Temps de préparation : 0 minutes
Portions : 4

Ingrédients:
- ½ tasse de crème de coco
- 1 cuillère à soupe d'huile d'olive
- 2 tasses de haricots noirs en conserve, non salés, égouttés et rincés
- 2 cuillères à soupe d'oignon vert, haché

Les indications:
1. Dans un mixeur, mélanger les haricots avec la crème et les autres ingrédients, bien battre, répartir dans des bols et servir.

Nutrition: 311 calories, 13,5 matières grasses, 6 fibres, 18,0 glucides, 8 protéines

Sauce fenouil coriandre

Temps de préparation : 5 minutes
Temps de préparation : 0 minutes
Portions : 4

Ingrédients:
- 2 oignons nouveaux hachés
- 2 fenouils, hachés
- 1 piment vert, haché
- 1 tomate, hachée
- 1 cuillère à café de poudre de curcuma
- 1 cuillère à café de jus de citron
- 2 cuillères à soupe de coriandre hachée
- Poivre noir au goût

Les indications:
1. Dans un saladier, mélanger le fenouil avec l'oignon et les autres ingrédients, mélanger, répartir dans des petits bols et servir.

Nutrition: 310 calories, 11,5 matières grasses, 5,1 fibres, 22,3 glucides, 6,5 protéines

Bouchées de choux de Bruxelles

Temps de préparation : 10 minutes
Temps de préparation : 25 minutes
Portions : 4

Ingrédients:
- 1 kilo de choux de Bruxelles pelés et coupés en deux
- 2 cuillères à soupe d'huile d'olive
- 1 cuillère à soupe de cumin moulu
- 1 tasse d'aneth, haché
- 2 gousses d'ail, hachées

Les indications:
1. Dans un plat allant au four, mélanger les choux de Bruxelles avec l'huile et les autres ingrédients, mélanger et enfourner à 390 degrés pendant 25 minutes.
2. Répartissez les pousses dans des bols et servez comme collation.

Nutrition: calories 270, lipides 10,3, fibres 5,2, glucides 11,1, protéines 6

Bouchées de noix balsamiques

Temps de préparation : 10 minutes
Temps de préparation : 15 minutes
Portions : 4

Ingrédients:
- 2 tasses de noix
- 3 cuillères à soupe de vinaigre rouge
- Un filet d'huile d'olive
- Une pincée de poivre de Cayenne
- Une pincée de flocons de piment rouge
- Poivre noir au goût

Les indications:
1. Étalez les noix dans une poêle tapissée, ajoutez le vinaigre et les autres ingrédients, mélangez et faites cuire à 400 degrés pendant 15 minutes.
2. Répartissez les noix dans des bols et servez.

Nutrition: 280 calories, 12,2 matières grasses, 2 fibres, 15,8 glucides, 6 protéines

Chips de radis

Temps de préparation : 10 minutes
Temps de préparation : 20 minutes
Portions : 4

Ingrédients:
- 1 kg de radis émincés
- Une pincée de poudre de curcuma
- Poivre noir au goût
- 2 cuillères à soupe d'huile d'olive

Les indications:
1. Étalez les chips de radis sur une plaque à pâtisserie tapissée, ajoutez l'huile et les autres ingrédients, mélangez et enfournez à 400 degrés pendant 20 minutes.
2. Répartir les chips dans les bols et servir.

Nutrition: 120 calories, 8,3 matières grasses, 1 fibre, 3,8 glucides, 6 protéines

Salade de crevettes et poireaux

Temps de préparation : 4 minutes
Temps de préparation : 0 minutes
Portions : 4

Ingrédients:
- 2 poireaux, tranchés
- 1 tasse de coriandre, hachée
- 1 kilogramme de crevettes décortiquées, nettoyées et bouillies
- Jus d'1 citron vert
- 1 cuillère à soupe de zeste de citron vert, râpé
- 1 tasse de tomates cerises, coupées en deux
- 2 cuillères à soupe d'huile d'olive
- Sel et poivre noir au goût

Les indications:
1. Dans un saladier, mélangez les crevettes avec les poireaux et les autres ingrédients, mélangez, répartissez dans des bols et servez.

Nutrition: 280 calories, 9,1 matières grasses, 5,2 fibres, 12,6 glucides, 5 protéines

Sauce aux poireaux

Temps de préparation : 5 minutes
Temps de préparation : 0 minutes
Portions : 4

Ingrédients:
- 1 cuillère à soupe de jus de citron
- ½ tasse de fromage à la crème faible en gras
- 2 cuillères à soupe d'huile d'olive
- Poivre noir au goût
- 4 poireaux, hachés
- 1 cuillère à soupe de coriandre hachée

Les indications:
1. Dans un mixeur, mélanger le fromage à la crème avec les poireaux et les autres ingrédients, bien mélanger, répartir dans des bols et servir comme sauce de fête.

Nutrition: calories 300, lipides 12,2, fibres 7,6, glucides 14,7, protéines 5,6

Salle du poivre

Temps de préparation : 5 minutes
Temps de préparation : 0 minutes
Portions : 4

Ingrédients:
- ½ kilogramme de poivron rouge, coupé en fines lanières
- 3 oignons verts, hachés
- 1 cuillère à soupe d'huile d'olive
- 2 cuillères à café de gingembre râpé
- ½ cuillère à café de romarin séché
- 3 cuillères à soupe de vinaigre balsamique

Les indications:
1. Dans un saladier, mélangez les poivrons avec les oignons et les autres ingrédients, mélangez, répartissez dans des petits bols et servez.

Nutrition: 160 calories, 6 matières grasses, 3 fibres, 10,9 glucides, 5,2 protéines

Crème d'avocat

Temps de préparation : 4 minutes
Temps de préparation : 0 minutes
Portions : 4

Ingrédients:
- 2 cuillères à soupe d'aneth haché
- 1 échalote, hachée
- 2 gousses d'ail, hachées
- 2 avocats pelés, dénoyautés et hachés
- 1 tasse de crème de coco
- 2 cuillères à soupe d'huile d'olive
- 2 cuillères à soupe de jus de citron
- Poivre noir au goût

Les indications:
1. Dans un mixeur, mélanger l'avocat avec l'échalote, l'ail et les autres ingrédients, bien mélanger, répartir dans des petits bols et servir comme collation.

Nutrition: calories 300, lipides 22,3, fibres 6,4, glucides 42, protéines 8,9

Sauce au maïs

Temps de préparation : 30 minutes
Temps de préparation : 0 minutes
Portions : 4

Ingrédients:
- Une pincée de poivre de Cayenne
- Une pincée de poivre noir
- 2 tasses de maïs
- 1 tasse de crème de coco
- 2 cuillères à soupe de jus de citron
- 2 cuillères à soupe d'huile d'avocat

Les indications:
1. Dans un mixeur, mélanger le maïs avec la crème et les autres ingrédients, bien mélanger, répartir dans des bols et servir comme sauce de fête.

Nutrition: 215 calories, 16,2 matières grasses, 3,8 fibres, 18,4 glucides, 4 protéines

Barres aux haricots

Temps de préparation : 2 heures
Temps de préparation : 0 minutes
Portions : 12

Ingrédients:
- 1 tasse de haricots noirs en conserve, non salés, égouttés
- 1 tasse de flocons de noix de coco non sucrés
- 1 tasse de beurre faible en gras
- ½ tasse de graines de chia
- ½ tasse de crème de coco

Les indications:
1. Dans un mixeur, mélangez les haricots avec les flocons de noix de coco et les autres ingrédients, battez bien, étalez-les dans un moule carré, pressez, réfrigérez pendant 2 heures, coupez en barres moyennes et servez.

Nutrition: 141 calories, 7 lipides, 5 fibres, 16,2 glucides, 5 protéines

Mélange de graines de citrouille et chips de pommes

Temps de préparation : 10 minutes
Temps de préparation : 2 heures
Portions : 4

Ingrédients:
- Aérosol de cuisson
- 2 cuillères à café de muscade moulue
- 1 tasse de graines de citrouille
- 2 pommes, évidées et tranchées finement

Les indications:
1. Disposez les graines de citrouille et les flocons de pomme sur une plaque tapissée, saupoudrez de muscade partout, enduisez-les d'enduit, mettez au four et faites cuire au four à 300 degrés pendant 2 heures.
2. Répartir dans des bols et servir comme collation.

Nutrition: 80 calories, 0 gras, 3 fibres, 7 glucides, 4 protéines

Sauce tomate et yaourt

Temps de préparation : 5 minutes
Temps de préparation : 0 minutes
Portions : 4

Ingrédients:
- 2 tasses de yaourt grec sans gras
- 1 cuillère à soupe de persil haché
- 1/4 tasse de tomates en conserve, non salées, hachées
- 2 cuillères à soupe de ciboulette hachée
- Poivre noir au goût

Les indications:
1. Dans un bol, mélangez le yaourt avec le persil et les autres ingrédients, battez bien, répartissez dans des petits bols et servez comme sauce de fête.

Nutrition: 78 calories, 0 gras, 0,2 fibres, 10,6 glucides, 8,2 protéines

Bols de betteraves de Cayenne

Temps de préparation : 10 minutes
Temps de cuisson : 35 minutes
Portions : 2

Ingrédients:
- 1 cuillère à café de poivre de Cayenne
- 2 betteraves pelées et coupées en dés
- 1 cuillère à café de romarin séché
- 1 cuillère à soupe d'huile d'olive
- 2 cuillères à café de jus de citron

Les indications:
1. Dans un plat allant au four, mélanger les morceaux de betterave rouge avec le poivre de Cayenne et les autres ingrédients, mélanger, mettre au four, cuire au four à 355 degrés pendant 35 minutes, répartir dans des petits bols et servir comme collation.

Nutrition: 170 calories, 12,2 matières grasses, 7 fibres, 15,1 glucides, 6 protéines

Bols de noix et de pacanes

Temps de préparation : 10 minutes
Temps de préparation : 10 minutes
Portions : 4

Ingrédients:
- 2 tasses de noix
- 1 tasse de pacanes, hachées
- 1 cuillère à café d'huile d'avocat
- ½ cuillère à café de paprika doux

Les indications:
1. Étalez les raisins et les noix de pécan sur une plaque tapissée, ajoutez l'huile et le paprika, mélangez et enfournez à 400 degrés pendant 10 minutes.
2. Répartir dans des bols et servir comme collation.

Nutrition: calories 220, lipides 12,4, fibres 3, glucides 12,9, protéines 5,6

Muffins au saumon et au persil

Temps de préparation : 10 minutes
Temps de préparation : 25 minutes
Portions : 4

Ingrédients:
- 1 tasse de mozzarella faible en gras, râpée
- 8 onces de saumon fumé, sans peau, désossé et haché
- 1 tasse de farine d'amande
- 1 œuf battu
- 1 cuillère à café de persil séché
- 1 gousse d'ail, hachée
- Poivre noir au goût
- Aérosol de cuisson

Les indications:
1. Dans un bol, mélanger le saumon avec la mozzarella et les autres ingrédients, à l'exception de l'enduit à cuisson, et bien mélanger.
2. Répartissez ce mélange dans un moule à muffins enduit d'un enduit à cuisson, faites cuire au four à 375 degrés pendant 25 minutes et servez comme collation.

Nutrition: 273 calories, 17 matières grasses, 3,5 fibres, 6,9 glucides, 21,8 protéines

Bols d'oignons au fromage perlé

Temps de préparation : 10 minutes
Temps de préparation : 30 minutes
Portions : 8

Ingrédients:
- 20 oignons perlés blancs, pelés
- 3 cuillères à soupe de persil haché
- 1 cuillère à soupe de ciboulette hachée
- Poivre noir au goût
- 1 tasse de mozzarella faible en gras, râpée
- 1 cuillère à soupe d'huile d'olive

Les indications:
1. Étalez l'oignon sur une plaque tapissée, ajoutez l'huile, le persil, la ciboulette et le poivre noir et mélangez.
2. Saupoudrer de mozzarella, cuire au four à 390 degrés pendant 30 minutes, répartir dans des bols et servir froid comme collation.

Nutrition: calories 136, lipides 2,7, fibres 6, glucides 25,9, protéines 4,1

Barres de brocoli

Temps de préparation : 10 minutes
Temps de préparation : 25 minutes
Portions : 8

Ingrédients:
- 1 kilogramme de fleurons de brocoli, hachés
- ½ tasse de mozzarella faible en gras, râpée
- 2 oeufs battus
- 1 cuillère à café d'origan séché
- 1 cuillère à café de basilic séché
- Poivre noir au goût

Les indications:
1. Dans un bol, mélanger le brocoli avec le fromage et les autres ingrédients, bien mélanger, étaler dans un moule rectangulaire et bien presser au fond.
2. Enfourner à 380°C, enfourner 25 minutes, couper en barres et servir froid.

Nutrition: 46 calories, 1,3 matières grasses, 1,8 fibres, 4,2 glucides, 5 protéines

Sauce ananas et tomate

Temps de préparation : 10 minutes
Temps de cuisson : 40 minutes
Portions : 4

Ingrédients:
- 20 onces d'ananas en conserve, égoutté et coupé en dés
- 1 tasse de tomates séchées au soleil, coupées en dés
- 1 cuillère à soupe de basilic haché
- 1 cuillère à soupe d'huile d'avocat
- 1 cuillère à café de jus de citron
- 1 tasse d'olives noires, dénoyautées et tranchées
- Poivre noir au goût

Les indications:
1. Dans un bol, mélangez les cubes d'ananas avec les tomates et les autres ingrédients, mélangez, répartissez dans des bols plus petits et servez comme collation.

Nutrition: 125 calories, 4,3 matières grasses, 3,8 fibres, 23,6 glucides, 1,5 protéines

Mélange de dinde et d'artichauts

Temps de préparation : 5 minutes
Temps de préparation : 25 minutes
Portions : 4

Ingrédients:
- 2 cuillères à soupe d'huile d'olive
- 1 poitrine de dinde, sans peau, désossée et tranchée
- Une pincée de poivre noir
- 1 cuillère à soupe de basilic haché
- 3 gousses d'ail hachées
- 14 onces d'artichauts en conserve, non salés, hachés
- 1 tasse de crème de coco
- ¾ tasse de mozzarella faible en gras, râpée

Les indications:
1. Faites chauffer une poêle avec de l'huile à feu moyen-vif, ajoutez la viande, l'ail et le poivre noir, mélangez et laissez cuire 5 minutes.
2. Ajoutez le reste des ingrédients sauf le fromage, mélangez et laissez cuire à feu moyen pendant 15 minutes.
3. Saupoudrer de fromage, cuire encore 5 minutes, répartir dans des assiettes et servir.

Nutrition: calories 300, lipides 22,2, fibres 7,2, glucides 16,5, protéines 13,6

Mélange d'origan et de dinde

Temps de préparation : 10 minutes
Temps de préparation : 30 minutes
Portions : 4

Ingrédients:
- 2 cuillères à soupe d'huile d'avocat
- 1 oignon rouge, haché
- 2 gousses d'ail, hachées
- Une pincée de poivre noir
- 1 cuillère à soupe d'origan haché
- 1 grosse poitrine de dinde sans peau, désossée et coupée en dés
- 1 1/2 tasse de bouillon de bœuf faible en sodium
- 1 cuillère à soupe de ciboulette hachée

Les indications:
1. Faites chauffer une poêle avec de l'huile à feu moyen, ajoutez l'oignon, mélangez et faites revenir 3 minutes.
2. Ajoutez l'ail et la viande, remuez et laissez cuire encore 3 minutes.
3. Ajouter le reste des ingrédients, mélanger, cuire à feu moyen pendant 25 minutes, répartir dans des assiettes et servir.

Nutrition: 76 calories, 2,1 matières grasses, 1,7 fibres, 6,4 glucides, 8,3 protéines

Poulet aux oranges

Temps de préparation : 10 minutes
Temps de cuisson : 35 minutes
Portions : 4

Ingrédients:
- 1 cuillère à soupe d'huile d'avocat
- 1 kg de blanc de poulet, sans peau, désossé et coupé en deux
- 2 gousses d'ail, hachées
- 2 échalotes, hachées
- ½ tasse de jus d'orange
- 1 cuillère à soupe de zeste d'orange râpé
- 3 cuillères à soupe de vinaigre balsamique
- 1 cuillère à café de romarin haché

Les indications:
1. Faites chauffer une poêle d'huile à feu moyen-vif, ajoutez les échalotes et l'ail, remuez et faites revenir pendant 2 minutes.
2. Ajoutez la viande, remuez délicatement et laissez cuire encore 3 minutes.
3. Ajoutez le reste des ingrédients, mélangez, mettez la plaque au four et enfournez à 340°C pendant 30 minutes.
4. Répartir dans les assiettes et servir.

Nutrition: calories 159, lipides 3,4, fibres 0,5, glucides 5,4, protéines 24,6

Dinde à l'ail et aux champignons

Temps de préparation : 10 minutes
Temps de cuisson : 40 minutes
Portions : 4

Ingrédients:
- 1 poitrine de dinde, désossée, sans peau et coupée en dés
- ½ kilogramme de champignons blancs, coupés en deux
- 1/3 tasse d'aminos de noix de coco
- 2 gousses d'ail, hachées
- 2 cuillères à soupe d'huile d'olive
- Une pincée de poivre noir
- 2 oignons verts, hachés
- 3 cuillères à soupe de sauce à l'ail
- 1 cuillère à soupe de romarin haché

Les indications:
1. Faites chauffer une poêle avec de l'huile à feu moyen, ajoutez les oignons verts, la sauce à l'ail et l'ail et faites revenir pendant 5 minutes.
2. Ajouter la viande et faire revenir encore 5 minutes.
3. Ajoutez le reste des ingrédients, mettez au four et faites cuire à 390 degrés pendant 30 minutes.
4. Répartissez le mélange dans les assiettes et servez.

Nutrition: 154 calories, 8,1 matières grasses, 1,5 fibres, 11,5 glucides, 9,8 protéines

Poulet et olives

Temps de préparation : 10 minutes
Temps de préparation : 25 minutes
Portions : 4

Ingrédients:
- 1 kg de poitrine de poulet, sans peau, désossée et coupée en gros dés
- Une pincée de poivre noir
- 1 cuillère à soupe d'huile d'avocat
- 1 oignon rouge, haché
- 1 tasse de lait de coco
- 1 cuillère à soupe de jus de citron
- 1 tasse d'olives kalamata, dénoyautées et tranchées
- ¼ tasse de coriandre, hachée

Les indications:
1. Faites chauffer une poêle avec de l'huile à feu moyen-vif, ajoutez l'oignon et la viande et faites revenir 5 minutes.
2. Ajoutez le reste des ingrédients, mélangez, portez à ébullition et laissez cuire encore 20 minutes à feu moyen.
3. Répartir dans les assiettes et servir.

Nutrition: 409 calories, 26,8 matières grasses, 3,2 fibres, 8,3 glucides, 34,9 protéines

Mélange balsamique à la dinde et aux pêches

Temps de préparation : 10 minutes
Temps de préparation : 25 minutes
Portions : 4

Ingrédients:
- 1 cuillère à soupe d'huile d'avocat
- 1 poitrine de dinde, sans peau, désossée et tranchée
- Une pincée de poivre noir
- 1 oignon jaune, haché
- 4 pêches dénoyautées et tranchées
- ¼ tasse de vinaigre balsamique
- 2 cuillères à soupe de ciboulette hachée

Les indications:
1. Faites chauffer une poêle avec de l'huile à feu moyen-vif, ajoutez la viande et l'oignon, mélangez et faites revenir 5 minutes.
2. Ajoutez le reste des ingrédients sauf la ciboulette, mélangez délicatement et enfournez à 390 degrés pendant 20 minutes.
3. Répartissez le tout dans les assiettes et servez avec une pincée de ciboulette.

Nutrition: 123 calories, 1,6 matières grasses, 3,3 fibres, 18,8 glucides, 9,1 protéines

Poulet à la noix de coco et aux épinards

Temps de préparation : 10 minutes
Temps de préparation : 25 minutes
Portions : 4

Ingrédients:
- 1 cuillère à soupe d'huile d'avocat
- 1 kg de poitrine de poulet, sans peau, désossée et coupée en dés
- ½ cuillère à café de basilic séché
- Une pincée de poivre noir
- ¼ tasse de bouillon de légumes faible en sodium
- 2 tasses de pousses d'épinards
- 2 échalotes, hachées
- 2 gousses d'ail, hachées
- ½ cuillère à café de paprika doux
- 2/3 tasse de crème de coco
- 2 cuillères à soupe de coriandre hachée

Les indications:
1. Faites chauffer une poêle avec de l'huile à feu moyen-vif, ajoutez la viande, le basilic, le poivre noir et faites revenir pendant 5 minutes.
2. Ajouter l'échalote et l'ail et cuire encore 5 minutes.
3. Ajoutez le reste des ingrédients, mélangez, portez à ébullition et laissez cuire encore 15 minutes à feu moyen.
4. Répartir dans les assiettes et servir chaud.

Nutrition: 237 calories, 12,9 matières grasses, 1,6 fibres, 4,7 glucides, 25,8 protéines

Mélange de poulet et asperges

Temps de préparation : 10 minutes
Temps de préparation : 25 minutes
Portions : 4

Ingrédients:
- 2 poitrines de poulet, sans peau, désossées et coupées en cubes
- 2 cuillères à soupe d'huile d'avocat
- 2 oignons nouveaux, hachés
- 1 botte d'asperges pelées et coupées en deux
- ½ cuillère à café de paprika doux
- Une pincée de poivre noir
- 14 onces de tomates en conserve, non salées, égouttées et hachées

Les indications:
1. Faites chauffer une poêle avec de l'huile à feu moyen-vif, ajoutez la viande et les oignons nouveaux, mélangez et laissez cuire 5 minutes.
2. Ajoutez les asperges et les autres ingrédients, remuez, couvrez la poêle et laissez cuire à feu moyen pendant 20 minutes.
3. Répartir dans les assiettes et servir.

Nutrition: calories 171, lipides 6,4, fibres 2,6, glucides 6,4, protéines 22,2

Dinde crémeuse et brocoli

Temps de préparation : 10 minutes
Temps de préparation : 25 minutes
Portions : 4

Ingrédients:
- 1 cuillère à soupe d'huile d'olive
- 1 grosse poitrine de dinde sans peau, désossée et coupée en dés
- 2 tasses de fleurons de brocoli
- 2 échalotes, hachées
- 2 gousses d'ail, hachées
- 1 cuillère à soupe de basilic haché
- 1 cuillère à soupe de coriandre hachée
- ½ tasse de crème de coco

Les indications:
1. Faites chauffer une poêle avec de l'huile à feu moyen-vif, ajoutez la viande, les échalotes et l'ail, mélangez et faites revenir 5 minutes.
2. Ajouter le brocoli et les autres ingrédients, mélanger le tout, cuire 20 minutes à feu moyen, répartir dans des assiettes et servir.

Nutrition: calories 165, lipides 11,5, fibres 2,1, glucides 7,9, protéines 9,6

Mélange de haricots verts au poulet et à l'aneth

Temps de préparation : 10 minutes
Temps de préparation : 25 minutes
Portions : 4

Ingrédients:
- 2 cuillères à soupe d'huile d'olive
- 10 onces de haricots verts, décortiqués et coupés en deux
- 1 oignon jaune, haché
- 1 cuillère à soupe d'aneth haché
- 2 poitrines de poulet, sans peau, désossées et coupées en deux
- 2 tasses de sauce tomate, sans sel ajouté
- ½ cuillère à café de flocons de piment rouge broyés

Les indications:
1. Faites chauffer une poêle avec de l'huile à feu moyen-vif, ajoutez l'oignon et la viande et faites revenir 2 minutes de chaque côté.
2. Ajoutez les haricots verts et les autres ingrédients, mélangez, mettez au four et enfournez à 380 degrés pendant 20 minutes.
3. Répartir dans les assiettes et servir immédiatement.

Nutrition: 391 calories, 17,8 matières grasses, 5 fibres, 14,8 glucides, 43,9 protéines

Chili au poulet et courgettes

Temps de préparation : 5 minutes
Temps de préparation : 25 minutes
Portions : 4

Ingrédients:
- 1 kg de poitrine de poulet, sans peau, désossée et coupée en dés
- 1 tasse de bouillon de poulet faible en sodium
- 2 citrouilles, coupées en gros dés
- 1 cuillère à soupe d'huile d'olive
- 1 tasse de tomates en conserve, non salées, hachées
- 1 oignon jaune, haché
- 1 cuillère à café de poudre de chili
- 1 cuillère à soupe de coriandre hachée

Les indications:
1. Faites chauffer une poêle avec de l'huile à feu moyen-vif, ajoutez la viande et l'oignon, mélangez et faites revenir 5 minutes.
2. Ajoutez les potirons et le reste des ingrédients, mélangez délicatement, réduisez le feu à moyen et laissez cuire 20 minutes.
3. Répartir dans les assiettes et servir.

Nutrition: 284 calories, 12,3 matières grasses, 2,4 fibres, 8 glucides, 35 protéines

Mélange d'avocat et de poulet

Temps de préparation : 10 minutes
Temps de préparation : 20 minutes
Portions : 4

Ingrédients:
- 2 poitrines de poulet, sans peau, désossées et coupées en deux
- Jus de ½ citron
- 2 cuillères à soupe d'huile d'olive
- 2 gousses d'ail, hachées
- ½ tasse de bouillon de légumes faible en sodium
- 1 avocat pelé, dénoyauté et tranché
- Une pincée de poivre noir

Les indications:
1. Faites chauffer une poêle avec de l'huile à feu moyen, ajoutez l'ail et la viande et saisissez 2 minutes de chaque côté.
2. Ajouter le jus de citron et les autres ingrédients, porter à ébullition et laisser mijoter à feu moyen pendant 15 minutes.
3. Répartissez le tout dans les assiettes et servez.

Nutrition: calories 436, lipides 27,3, fibres 3,6, glucides 5,6, protéines 41,8

Dinde et Bok Choy

Temps de préparation : 10 minutes
Temps de préparation : 20 minutes
Portions : 4

Ingrédients:
- 1 poitrine de dinde, désossée, sans peau et coupée en dés
- 2 échalotes, hachées
- 1 kilogramme de bok choy, haché
- 2 cuillères à soupe d'huile d'olive
- ½ cuillère à café de gingembre râpé
- Une pincée de poivre noir
- ½ tasse de bouillon de légumes faible en sodium

Les indications:
1. Faites chauffer une poêle d'huile à feu moyen-vif, ajoutez l'échalote et le gingembre et faites revenir pendant 2 minutes.
2. Ajoutez la viande et faites revenir encore 5 minutes.
3. Ajouter le reste des ingrédients, mélanger, faire bouillir encore 13 minutes, répartir dans des assiettes et servir.

Nutrition: 125 calories, 8 matières grasses, 1,7 fibres, 5,5 glucides, 9,3 protéines

Poulet au mélange d'oignons rouges

Temps de préparation : 10 minutes
Temps de préparation : 25 minutes
Portions : 4

Ingrédients:
- 2 poitrines de poulet, sans peau, désossées et coupées en gros dés
- 3 oignons rouges, tranchés
- 2 cuillères à soupe d'huile d'olive
- 1 tasse de bouillon de légumes faible en sodium
- Une pincée de poivre noir
- 1 cuillère à soupe de coriandre hachée
- 1 cuillère à soupe de ciboulette hachée

Les indications:
1. Faites chauffer une poêle avec de l'huile à feu moyen, ajoutez l'oignon et une pincée de poivre noir et faites revenir 10 minutes en remuant souvent.
2. Ajoutez le poulet et laissez cuire encore 3 minutes.
3. Ajoutez le reste des ingrédients, portez à ébullition et laissez cuire encore 12 minutes à feu moyen.
4. Répartir le mélange de poulet et d'oignon dans les assiettes et servir.

Nutrition: calories 364, lipides 17,5, fibres 2,1, glucides 8,8, protéines 41,7

Dinde chaude et riz

Temps de préparation : 10 minutes
Temps de cuisson : 42 minutes
Portions : 4

Ingrédients:
- 1 poitrine de dinde, sans peau, désossée et coupée en dés
- 1 tasse de riz blanc
- 2 tasses de bouillon de légumes faible en sodium
- 1 cuillère à café de paprika épicé
- 2 petits piments serrano, hachés
- 2 gousses d'ail, hachées
- 2 cuillères à soupe d'huile d'olive
- ½ poivron rouge haché
- Une pincée de poivre noir

Les indications:
1. Faites chauffer une poêle avec de l'huile à feu moyen, ajoutez les poivrons serrano et l'ail et faites revenir pendant 2 minutes.
2. Ajouter la viande et faire revenir 5 minutes.
3. Ajouter le riz et les autres ingrédients, porter à ébullition et laisser mijoter à feu moyen pendant 35 minutes.
4. Mélangez, répartissez dans des assiettes et servez.

Nutrition: calories 271, lipides 7,7, fibres 1,7, glucides 42, protéines 7,8

Poulet aux poireaux et citron

Temps de préparation : 10 minutes
Temps de cuisson : 40 minutes
Portions : 4

Ingrédients:
- 1 kg de poitrine de poulet, sans peau, désossée et coupée en dés
- Une pincée de poivre noir
- 2 cuillères à soupe d'huile d'avocat
- 1 cuillère à soupe de sauce tomate, sans sel ajouté
- 1 tasse de bouillon de légumes faible en sodium
- 4 poireaux hachés grossièrement
- ½ tasse de jus de citron

Les indications:
1. Faites chauffer une poêle avec de l'huile à feu moyen, ajoutez les poireaux, mélangez et faites revenir 10 minutes.
2. Ajouter le poulet et les autres ingrédients, mélanger, cuire encore 20 minutes à feu moyen, répartir dans des assiettes et servir.

Nutrition: calories 199, lipides 13,3, fibres 5, glucides 7,6, protéines 17,4

Dinde au mélange de chou de Milan

Temps de préparation : 10 minutes
Temps de cuisson : 35 minutes
Portions : 4

Ingrédients:
- 1 grosse poitrine de dinde sans peau, désossée et coupée en dés
- 1 tasse de bouillon de poulet faible en sodium
- 1 cuillère à soupe d'huile de coco fondue
- 1 chou, haché
- 1 cuillère à café de poudre de chili
- 1 cuillère à café de paprika doux
- 1 gousse d'ail, hachée
- 1 oignon jaune, haché
- Une pincée de sel et de poivre noir

Les indications:
1. Faites chauffer une poêle avec de l'huile à feu moyen, ajoutez la viande et faites revenir 5 minutes.
2. Ajoutez l'ail et l'oignon, remuez et faites revenir encore 5 minutes.
3. Ajouter le chou et les autres ingrédients, remuer, porter à ébullition et cuire à feu moyen pendant 25 minutes.
4. Répartir dans les assiettes et servir.

Nutrition: calories 299, lipides 14,5, fibres 5, glucides 8,8, protéines 12,6

Poulet au paprika vert

Temps de préparation : 10 minutes
Temps de préparation : 30 minutes
Portions : 4

Ingrédients:
- 1 kg de poitrine de poulet, sans peau, désossée et tranchée
- 4 échalotes, hachées
- 1 cuillère à soupe d'huile d'olive
- 1 cuillère à soupe de paprika doux
- 1 tasse de bouillon de poulet faible en sodium
- 1 cuillère à soupe de gingembre, râpé
- 1 cuillère à café d'origan séché
- 1 cuillère à café de cumin moulu
- 1 cuillère à café de piment de la Jamaïque, moulu
- ½ tasse de coriandre hachée
- Une pincée de poivre noir

Les indications:
1. Faites chauffer une poêle avec de l'huile à feu moyen, ajoutez l'escapade et la viande et faites revenir 5 minutes.
2. Ajoutez le reste des ingrédients, mélangez, mettez au four et enfournez à 390 degrés pendant 25 minutes.
3. Répartir le mélange de poulet et d'échalote dans les assiettes et servir.

Nutrition: calories 295, lipides 12,5, fibres 6,9, glucides 22,4, protéines 15,6

Sauce Poulet Et Moutarde

Temps de préparation : 10 minutes
Temps de cuisson : 35 minutes
Portions : 4

Ingrédients:
- 1 kg de cuisses de poulet désossées et sans peau
- 1 cuillère à soupe d'huile d'avocat
- 2 cuillères à soupe de moutarde
- 1 échalote, hachée
- 1 tasse de bouillon de poulet faible en sodium
- Une pincée de sel et de poivre noir
- 3 gousses d'ail hachées
- ½ cuillère à café de basilic séché

Les indications:
1. Faites chauffer une poêle avec de l'huile à feu moyen, ajoutez l'échalote, l'ail et le poulet et faites revenir 5 minutes.
2. Ajoutez la moutarde et le reste des ingrédients, remuez délicatement, portez à ébullition et laissez mijoter à feu moyen pendant 30 minutes.
3. Répartir dans les assiettes et servir chaud.

Nutrition: calories 299, lipides 15,5, fibres 6,6, glucides 30,3, protéines 12,5

Mélange de poulet et céleri

Temps de préparation : 10 minutes
Temps de cuisson : 35 minutes
Portions : 4

Ingrédients:
- Une pincée de poivre noir
- 2 kg de poitrine de poulet, sans peau, désossée et coupée en dés
- 2 cuillères à soupe d'huile d'olive
- 1 tasse de céleri, haché
- 3 gousses d'ail hachées
- 1 piment poblano, haché
- 1 tasse de bouillon de légumes faible en sodium
- 1 cuillère à café de poudre de chili
- 2 cuillères à soupe de ciboulette hachée

Les indications:
1. Faites chauffer une poêle avec de l'huile à feu moyen, ajoutez l'ail, le céleri et le piment poblano, mélangez et laissez cuire 5 minutes.
2. Ajoutez la viande, remuez et laissez cuire encore 5 minutes.
3. Ajoutez le reste des ingrédients, sauf la ciboulette, portez à ébullition et laissez cuire encore 25 minutes à feu moyen.
4. Répartissez le mélange dans les assiettes et servez avec la ciboulette parsemée.

Nutrition:305 calories, 18 matières grasses, 13,4 fibres, 22,5 glucides, 6 protéines

Dinde au citron vert et pommes de terre nouvelles

Temps de préparation : 10 minutes
Temps de cuisson : 40 minutes
Portions : 4

Ingrédients:
- 1 poitrine de dinde, sans peau, désossée et tranchée
- 2 cuillères à soupe d'huile d'olive
- 1 kg de pommes de terre nouvelles épluchées et coupées en deux
- 1 cuillère à soupe de paprika doux
- 1 oignon jaune, haché
- 1 cuillère à café de poudre de chili
- 1 cuillère à café de romarin séché
- 2 tasses de bouillon de poulet faible en sodium
- Une pincée de poivre noir
- Le zeste d'un citron vert, râpé
- 1 cuillère à soupe de jus de citron
- 1 cuillère à soupe de coriandre hachée

Les indications:
1. Faites chauffer une poêle avec de l'huile à feu moyen, ajoutez l'oignon, la poudre de chili et le romarin, mélangez et faites revenir pendant 5 minutes.
2. Ajoutez la viande et faites revenir encore 5 minutes.
3. Ajouter les pommes de terre et le reste des ingrédients sauf la coriandre, remuer délicatement, porter à ébullition et laisser mijoter à feu moyen pendant 30 minutes.
4. Répartir le mélange dans les assiettes et servir avec de la coriandre saupoudrée sur le dessus.

Nutrition: 345 calories, 22,2 matières grasses, 12,3 fibres, 34,5 glucides, 16,4 protéines

Poulet à la moutarde

Temps de préparation : 10 minutes
Temps de préparation : 25 minutes
Portions : 4

Ingrédients:
- 2 poitrines de poulet, sans peau, désossées et coupées en cubes
- 3 tasses de moutarde
- 1 tasse de tomates en conserve, non salées, hachées
- 1 oignon rouge, haché
- 2 cuillères à soupe d'huile d'avocat
- 1 cuillère à café d'origan séché
- 2 gousses d'ail, hachées
- 1 cuillère à soupe de ciboulette hachée
- 1 cuillère à soupe de vinaigre balsamique
- Une pincée de poivre noir

Les indications:
1. Faites chauffer une poêle avec de l'huile à feu moyen-vif, ajoutez l'oignon et l'ail et faites revenir pendant 5 minutes.
2. Ajoutez la viande et faites revenir encore 5 minutes.
3. Ajoutez les légumes, les tomates et les autres ingrédients, mélangez, laissez cuire 20 minutes à feu moyen, répartissez dans les assiettes et servez.

Nutrition: calories 290, lipides 12,3, fibres 6,7, glucides 22,30, protéines 14,3

Poulet au four et pommes

Temps de préparation : 10 minutes
Temps de préparation : 50 minutes
Portions : 4

Ingrédients:
- 2 kg de cuisses de poulet, désossées et sans peau
- 2 cuillères à soupe d'huile d'olive
- 2 oignons rouges, tranchés
- Une pincée de poivre noir
- 1 cuillère à café de thym séché
- 1 cuillère à café de basilic séché
- 1 tasse de pommes vertes, épépinées et coupées en gros dés
- 2 gousses d'ail, hachées
- 2 tasses de bouillon de poulet faible en sodium
- 1 cuillère à soupe de jus de citron
- 1 tasse de tomates, coupées en dés
- 1 cuillère à soupe de coriandre hachée

Les indications:
1. Faites chauffer une poêle avec de l'huile à feu moyen-vif, ajoutez l'oignon et l'ail et faites revenir pendant 5 minutes.
2. Ajoutez le poulet et faites revenir encore 5 minutes.
3. Ajoutez le thym, le basilic et les autres ingrédients, mélangez délicatement, mettez au four et enfournez à 390 degrés pendant 40 minutes.
4. Répartir le mélange de poulet et de pommes dans les assiettes et servir.

Nutrition: 290 calories, 12,3 matières grasses, 4 fibres, 15,7 glucides, 10 protéines

Poulet chipotle

Temps de préparation : 10 minutes
Temps de cuisson : 1 heure
Portions : 6

Ingrédients:
- 2 kg de cuisses de poulet, désossées et sans peau
- 1 oignon jaune, haché
- 2 cuillères à soupe d'huile d'olive
- 3 gousses d'ail hachées
- 1 cuillère à soupe de graines de coriandre moulues
- 1 cuillère à café de cumin moulu
- 1 tasse de bouillon de poulet faible en sodium
- 4 cuillères à soupe de pâte de piment chipotle
- Une pincée de poivre noir
- 1 cuillère à soupe de coriandre hachée

Les indications:
1. Faites chauffer une poêle avec de l'huile à feu moyen, ajoutez l'oignon et l'ail et faites revenir pendant 5 minutes.
2. Ajoutez la viande et faites revenir encore 5 minutes.
3. Ajoutez le reste des ingrédients, mélangez, mettez le tout au four et enfournez à 390 degrés pendant 50 minutes.
4. Répartissez le tout dans les assiettes et servez.

Nutrition: 280 calories, 12,1 matières grasses, 6,3 fibres, 15,7 glucides, 12 protéines

Herbes de dinde

Temps de préparation : 10 minutes
Temps de cuisson : 35 minutes
Portions : 4

Ingrédients:
- 1 grosse poitrine de dinde, désossée, sans peau et tranchée
- 1 cuillère à soupe de ciboulette hachée
- 1 cuillère à soupe d'origan haché
- 1 cuillère à soupe de basilic haché
- 1 cuillère à soupe de coriandre hachée
- 2 échalotes, hachées
- 2 cuillères à soupe d'huile d'olive
- 1 tasse de bouillon de poulet faible en sodium
- 1 tasse de tomates, coupées en dés
- Sel et poivre noir au goût

Les indications:
1. Faites chauffer une poêle avec de l'huile à feu moyen, ajoutez l'escapade et la viande et faites revenir 5 minutes.
2. Ajoutez la ciboulette et les autres ingrédients, remuez, portez à ébullition et laissez cuire à feu moyen pendant 30 minutes.
3. Répartissez le mélange dans les assiettes et servez.

Nutrition: 290 calories, 11,9 matières grasses, 5,5 fibres, 16,2 glucides, 9 protéines

Sauce poulet et gingembre

Temps de préparation : 10 minutes
Temps de cuisson : 35 minutes
Portions : 4

Ingrédients:

- 1 kg de poitrine de poulet, sans peau, désossée et coupée en dés
- 1 cuillère à soupe de gingembre, râpé
- 1 cuillère à soupe d'huile d'olive
- 2 échalotes, hachées
- 1 cuillère à soupe de vinaigre balsamique
- Une pincée de poivre noir
- ¾ tasse de bouillon de poulet faible en sodium
- 1 cuillère à soupe de basilic haché

Les indications:

1. Faites chauffer une poêle avec de l'huile à feu moyen, ajoutez les échalotes et le gingembre, mélangez et faites revenir 5 minutes.
2. Ajoutez le reste des ingrédients sauf le poulet, remuez, portez à ébullition et laissez cuire encore 5 minutes.
3. Ajouter le poulet, remuer, laisser mijoter le tout pendant 25 minutes, répartir dans les assiettes et servir.

Nutrition: calories 294, lipides 15,5, fibres 3, glucides 15,4, protéines 13,1

Poulet et maïs

Temps de préparation : 10 minutes
Temps de cuisson : 35 minutes
Portions : 4

Ingrédients:
- 2 kg de poitrine de poulet, sans peau, désossée et coupée en deux
- 2 tasses de maïs
- 2 cuillères à soupe d'huile d'avocat
- Une pincée de poivre noir
- 1 cuillère à café de paprika fumé
- 1 oignon vert, haché
- 1 tasse de bouillon de poulet faible en sodium

Les indications:
1. Faites chauffer une poêle avec de l'huile à feu moyen-vif, ajoutez les oignons verts, mélangez et faites revenir pendant 5 minutes.
2. Ajouter le poulet et faire revenir encore 5 minutes.
3. Ajoutez le maïs et les autres ingrédients, mélangez, placez la plaque au four et enfournez à 390 degrés pendant 25 minutes.
4. Répartissez le mélange dans les assiettes et servez.

Nutrition: 270 calories, 12,4 matières grasses, 5,2 fibres, 12 glucides, 9 protéines

Curry de dinde et quinoa

Temps de préparation : 10 minutes
Temps de cuisson : 40 minutes
Portions : 4

Ingrédients:
- 1 kg de poitrine de dinde, sans peau, désossée et coupée en dés
- 1 cuillère à soupe d'huile d'olive
- 1 tasse de quinoa
- 2 tasses de bouillon de poulet faible en sodium
- 1 cuillère à soupe de jus de citron
- 1 cuillère à soupe de persil haché
- Une pincée de poivre noir
- 1 cuillère à soupe de pâte de curry rouge

Les indications:
1. Faites chauffer une poêle avec de l'huile à feu moyen-vif, ajoutez la viande et faites-la revenir 5 minutes.
2. Ajoutez le quinoa et le reste des ingrédients, remuez, portez à ébullition et laissez mijoter à feu moyen pendant 35 minutes.
3. Répartir dans les assiettes et servir.

Nutrition: calories 310, lipides 8,5, fibres 11, glucides 30,4, protéines 16,3

Panais de dinde et cumin

Temps de préparation : 10 minutes
Temps de cuisson : 40 minutes
Portions : 4

Ingrédients:
- 1 kg de poitrine de dinde, sans peau, désossée et coupée en dés
- 2 panais, pelés et coupés en dés
- 2 cuillères à soupe de cumin moulu
- 1 cuillère à soupe de persil haché
- 2 cuillères à soupe d'huile d'avocat
- 2 échalotes, hachées
- 1 tasse de bouillon de poulet faible en sodium
- 4 gousses d'ail, hachées
- Une pincée de poivre noir

Les indications:
1. Faites chauffer une poêle avec de l'huile à feu moyen, ajoutez l'oignon et l'ail et faites revenir pendant 5 minutes.
2. Ajoutez la dinde, remuez et laissez cuire encore 5 minutes.
3. Ajouter les panais et les autres ingrédients, mélanger, cuire encore 30 minutes à feu moyen, répartir dans des assiettes et servir.

Nutrition: 284 calories, 18,2 matières grasses, 4 fibres, 16,7 glucides, 12,3 protéines

Dinde aux pois chiches et coriandre

Temps de préparation : 10 minutes
Temps de cuisson : 40 minutes
Portions : 4

Ingrédients:
- 1 tasse de pois chiches en conserve, non salés, égouttés
- 1 tasse de bouillon de poulet faible en sodium
- 1 kg de poitrine de dinde, sans peau, désossée et coupée en dés
- Une pincée de poivre noir
- 1 cuillère à café d'origan séché
- 1 cuillère à café de muscade moulue
- 2 cuillères à soupe d'huile d'olive
- 1 oignon jaune, haché
- 1 poivron vert, haché
- 1 tasse de coriandre, hachée

Les indications:
1. Faites chauffer une poêle avec de l'huile à feu moyen, ajoutez l'oignon, le poivron et la viande et laissez cuire 10 minutes en remuant souvent.
2. Ajoutez le reste des ingrédients, mélangez, portez à ébullition et laissez mijoter à feu moyen pendant 30 minutes.
3. Répartissez le mélange dans les assiettes et servez.

Nutrition: calories 304, lipides 11,2, fibres 4,5, glucides 22,2, protéines 17

Lentilles de dinde et curry

Temps de préparation : 10 minutes
Temps de cuisson : 40 minutes
Portions : 4

Ingrédients:
- 2 kg de poitrine de dinde, sans peau, désossée et coupée en dés
- 1 tasse de lentilles en conserve, sans sel ajouté, égoutter et rincer
- 1 cuillère à soupe de pâte de curry vert
- 1 cuillère à café de garam masala
- 2 cuillères à soupe d'huile d'olive
- 1 oignon jaune, haché
- 1 gousse d'ail, hachée
- Une pincée de poivre noir
- 1 cuillère à soupe de coriandre hachée

Les indications:
1. Faites chauffer une poêle avec de l'huile à feu moyen, ajoutez l'oignon, l'ail et la viande et faites revenir pendant 5 minutes en remuant souvent.
2. Ajouter les lentilles et les autres ingrédients, porter à ébullition et laisser mijoter à feu moyen pendant 35 minutes.
3. Répartissez le mélange dans les assiettes et servez.

Nutrition: 489 calories, 12,1 matières grasses, 16,4 fibres, 42,4 glucides, 51,5 protéines

Dinde aux haricots et olives

Temps de préparation : 10 minutes
Temps de cuisson : 35 minutes
Portions : 4

Ingrédients:
- 1 tasse de haricots noirs, sans sel ajouté et égouttés
- 1 tasse d'olives vertes, dénoyautées et coupées en deux
- 1 kg de poitrine de dinde, sans peau, désossée et tranchée
- 1 cuillère à soupe de coriandre hachée
- 1 tasse de sauce tomate, sans sel ajouté
- 1 cuillère à soupe d'huile d'olive

Les indications:
1. Beurrer une plaque avec de l'huile, disposer les tranches de dinde à l'intérieur, ajouter les autres ingrédients, mettre au four et cuire à 380°C pendant 35 minutes.
2. Répartir dans les assiettes et servir.

Nutrition: 331 calories, 6,4 matières grasses, 9 fibres, 38,5 glucides, 30,7 protéines

Quinoa au poulet et aux tomates

Temps de préparation : 10 minutes
Temps de cuisson : 35 minutes
Portions : 8

Ingrédients:
- 1 cuillère à soupe d'huile d'olive
- 2 kg de poitrine de poulet, sans peau, désossée et coupée en deux
- 1 cuillère à café de romarin moulu
- Une pincée de sel et de poivre noir
- 2 échalotes, hachées
- 1 cuillère à soupe d'huile d'olive
- 3 cuillères à soupe de sauce tomate faible en sodium
- 2 tasses de quinoa, déjà cuit

Les indications:
1. Faites chauffer une poêle avec de l'huile à feu moyen-vif, ajoutez la viande et la poêle et saisissez 2 minutes de chaque côté.
2. Ajoutez le romarin et les autres ingrédients, remuez, mettez au four et laissez cuire à 370 degrés pendant 30 minutes.
3. Répartissez le mélange dans les assiettes et servez.

Nutrition: 406 calories, 14,5 matières grasses, 3,1 fibres, 28,1 glucides, 39 protéines

Ailes de poulet au piment

Temps de préparation : 10 minutes
Temps de préparation : 20 minutes
Portions : 4

Ingrédients:
- 2 kilogrammes d'ailes de poulet
- 2 cuillères à café de piment de la Jamaïque, moulu
- 2 cuillères à soupe d'huile d'avocat
- 5 gousses d'ail, hachées
- Poivre noir au goût
- 2 cuillères à soupe de ciboulette hachée

Les indications:
1. Dans un bol, mélanger les ailes de poulet avec le piment de la Jamaïque et les autres ingrédients et bien mélanger.
2. Disposez les ailes de poulet dans une poêle et faites cuire au four à 400 degrés pendant 20 minutes.
3. Répartissez les ailes de poulet dans les assiettes et servez.

Nutrition: calories 449, lipides 17,8, fibres 0,6, glucides 2,4, protéines 66,1

Mélange de crevettes et d'ananas

Temps de préparation : 10 minutes
Temps de préparation : 10 minutes
Portions : 4

Ingrédients:
- 1 cuillère à soupe d'huile d'olive
- 1 kilogramme de crevettes décortiquées et déveinées
- 1 tasse d'ananas, pelé et coupé en dés
- Jus de 1 citron
- Un bouquet de persil haché

Les indications:
1. Faites chauffer une poêle avec de l'huile à feu moyen, ajoutez les crevettes et faites cuire 3 minutes de chaque côté.
2. Ajouter le reste des ingrédients, cuire encore 4 minutes, répartir dans des bols et servir.

Nutrition: 254 calories, 13,3 matières grasses, 6 fibres, 14,9 glucides, 11 protéines

Saumon et olives vertes

Temps de préparation : 10 minutes
Temps de préparation : 20 minutes
Portions : 4

Ingrédients:
- 1 oignon jaune, haché
- 1 tasse d'olives vertes, dénoyautées et coupées en deux
- 1 cuillère à café de poudre de chili
- Poivre noir au goût
- 2 cuillères à soupe d'huile d'olive
- ¼ tasse de bouillon de légumes faible en sodium
- 4 filets de saumon, sans peau et désossés
- 2 cuillères à soupe de ciboulette hachée

Les indications:
1. Faites chauffer une poêle avec de l'huile à feu moyen-vif, ajoutez l'oignon et faites revenir pendant 3 minutes.
2. Ajouter le saumon et cuire 5 minutes de chaque côté. Ajouter le reste des ingrédients, cuire encore 5 minutes, répartir dans des assiettes et servir.

Nutrition: calories 221, lipides 12,1, fibres 5,4, glucides 8,5, protéines 11,2

Saumon et fenouil

Temps de préparation : 5 minutes
Temps de préparation : 15 minutes
Portions : 4

Ingrédients:
- 4 filets de saumon moyens, sans peau et désossés
- 1 fenouil, haché
- ½ tasse de bouillon de légumes faible en sodium
- 2 cuillères à soupe d'huile d'olive
- Poivre noir au goût
- ¼ tasse de bouillon de légumes faible en sodium
- 1 cuillère à soupe de jus de citron
- 1 cuillère à soupe de coriandre hachée

Les indications:
1. Faites chauffer une poêle avec de l'huile à feu moyen, ajoutez le fenouil et laissez cuire 3 minutes.
2. Ajouter le poisson et saisir 4 minutes de chaque côté.
3. Ajouter le reste des ingrédients, cuire encore 4 minutes, répartir dans des assiettes et servir.

Nutrition: 252 calories, 9,3 matières grasses, 4,2 fibres, 12,3 glucides, 9 protéines

Morue et asperges

Temps de préparation : 10 minutes
Temps de préparation : 14 minutes
Portions : 4

Ingrédients:
- 1 cuillère à soupe d'huile d'olive
- 1 oignon rouge, haché
- 1 kg de filets de cabillaud désossés
- 1 botte d'asperges pelées
- Poivre noir au goût
- 1 tasse de crème de coco
- 1 cuillère à soupe de ciboulette hachée

Les indications:
1. Faites chauffer une poêle avec de l'huile à feu moyen, ajoutez l'oignon et le cabillaud et faites revenir 3 minutes de chaque côté.
2. Ajouter le reste des ingrédients, cuire encore 8 minutes, répartir dans des assiettes et servir.

Nutrition: calories 254, lipides 12,1, fibres 5,4, glucides 4,2, protéines 13,5

crevettes épicées

Temps de préparation : 5 minutes
Temps de préparation : 8 minutes
Portions : 4

Ingrédients:
- 1 cuillère à café de poudre d'ail
- 1 cuillère à café de paprika fumé
- 1 cuillère à café de cumin moulu
- 1 cuillère à café de piment de la Jamaïque, moulu
- 2 cuillères à soupe d'huile d'olive
- 2 kg de crevettes décortiquées et déveinées
- 1 cuillère à soupe de ciboulette hachée

Les indications:
1. Faites chauffer une poêle avec de l'huile à feu moyen, mélangez les crevettes, la poudre d'ail et les autres ingrédients, faites cuire 4 minutes de chaque côté, répartissez dans des bols et servez.

Nutrition: 212 calories, 9,6 matières grasses, 5,3 fibres, 12,7 glucides, 15,4 protéines

Bar et tomates

Temps de préparation : 10 minutes
Temps de préparation : 30 minutes
Portions : 4

Ingrédients:
- 2 cuillères à soupe d'huile d'olive
- 2 kg de filets de bar, sans peau et désossés
- Poivre noir au goût
- 2 tasses de tomates cerises, coupées en deux
- 1 cuillère à soupe de ciboulette hachée
- 1 cuillère à soupe de zeste de citron râpé
- ¼ tasse de jus de citron

Les indications:
1. Graisser une poêle avec de l'huile et y déposer le poisson.
2. Ajoutez les tomates et les autres ingrédients, mettez la plaque au four et faites cuire à 380 degrés pendant 30 minutes.
3. Répartir dans les assiettes et servir.

Nutrition: 272 calories, 6,9 matières grasses, 6,2 fibres, 18,4 glucides, 9 protéines

Crevettes et haricots

Temps de préparation : 10 minutes
Temps de cuisson : 12 minutes
Portions : 4

Ingrédients:
- 1 kilogramme de crevettes nettoyées et décortiquées
- 1 cuillère à soupe d'huile d'olive
- Jus d'1 citron vert
- 1 tasse de haricots noirs en conserve, non salés, égouttés
- 1 échalote, hachée
- 1 cuillère à soupe d'origan haché
- 2 gousses d'ail, hachées
- Poivre noir au goût

Les indications:
1. Faites chauffer une poêle d'huile à feu moyen-vif, ajoutez les échalotes et l'ail, remuez et laissez cuire 3 minutes.
2. Ajouter les crevettes et cuire 2 minutes de chaque côté.
3. Ajouter les haricots et les autres ingrédients, cuire à feu moyen pendant encore 5 minutes, répartir dans des bols et servir.

Nutrition: calories 253, lipides 11,6, fibres 6, glucides 14,5, protéines 13,5

Le mélange de crevettes et de raifort

Temps de préparation : 5 minutes
Temps de préparation : 8 minutes
Portions : 4

Ingrédients:
- 1 kilogramme de crevettes décortiquées et déveinées
- 2 échalotes, hachées
- 1 cuillère à soupe d'huile d'olive
- 1 cuillère à soupe de ciboulette hachée
- 2 cuillères à café de raifort préparé
- ¼ tasse de crème de coco
- Poivre noir au goût

Les indications:
4 Faites chauffer une poêle avec de l'huile à feu moyen, ajoutez les échalotes et le raifort, mélangez et faites revenir 2 minutes.
5 Ajoutez les crevettes et les autres ingrédients, mélangez, laissez cuire encore 6 minutes, répartissez dans les assiettes et servez.

Nutrition: 233 calories, 6 matières grasses, 5 fibres, 11,9 glucides, 5,4 protéines

Salade de crevettes et estragon

Temps de préparation : 4 minutes
Temps de préparation : 0 minutes
Portions : 4

Ingrédients:
- 1 kilogramme de crevettes bouillies, nettoyées et décortiquées
- 1 cuillère à soupe d'estragon haché
- 1 cuillère à soupe de câpres, égouttées
- 2 cuillères à soupe d'huile d'olive
- Poivre noir au goût
- 2 tasses de pousses d'épinards
- 1 cuillère à soupe de vinaigre balsamique
- 1 petit oignon rouge, tranché
- 2 cuillères à soupe de jus de citron

Les indications:
4 Dans un bol, mélanger les crevettes avec l'estragon et les autres ingrédients, mélanger et servir.

Nutrition: calories 258, lipides 12,4, fibres 6, glucides 6,7, protéines 13,3

Mélanger la morue avec le parmesan

Temps de préparation : 10 minutes
Temps de préparation : 20 minutes
Portions : 4

Ingrédients:
- 4 filets de cabillaud, désossés
- ½ tasse de parmesan faible en gras, râpé
- 3 gousses d'ail hachées
- 1 cuillère à soupe d'huile d'olive
- 1 cuillère à soupe de jus de citron
- ½ tasse d'oignon vert, haché

Les indications:
1. Faites chauffer une poêle avec de l'huile à feu moyen, ajoutez l'ail et l'oignon vert, mélangez et faites revenir pendant 5 minutes.
2. Ajoutez le poisson et faites cuire 4 minutes de chaque côté.
3. Ajoutez le jus de citron, saupoudrez de parmesan, laissez cuire encore 2 minutes, répartissez dans les assiettes et servez.

Nutrition: calories 275, lipides 22,1, fibres 5, glucides 18,2, protéines 12

Mélange de tilapia et d'oignons rouges

Temps de préparation : 10 minutes
Temps de préparation : 15 minutes
Portions : 4

Ingrédients:
- 4 filets de tilapia désossés
- 2 cuillères à soupe d'huile d'olive
- 1 cuillère à soupe de jus de citron
- 2 cuillères à café de zeste de citron râpé
- 2 oignons rouges, hachés grossièrement
- 3 cuillères à soupe de ciboulette hachée

Les indications:
1. Faites chauffer une poêle avec de l'huile à feu moyen, ajoutez l'oignon, le zeste de citron et le jus de citron, mélangez et faites revenir 5 minutes.
2. Ajouter le poisson et la ciboulette, cuire 5 minutes de chaque côté, répartir dans les assiettes et servir.

Nutrition: calories 254, lipides 18,2, fibres 5,4, glucides 11,7, protéines 4,5

Salade de truite

Temps de préparation : 6 minutes
Temps de préparation : 0 minutes
Portions : 4

Ingrédients:
- 4 onces de truite fumée, sans peau, désossée et coupée en dés
- 1 cuillère à soupe de jus de citron
- 1/3 tasse de yaourt faible en gras
- 2 avocats pelés, dénoyautés et coupés en dés
- 3 cuillères à soupe de ciboulette hachée
- Poivre noir au goût
- 1 cuillère à soupe d'huile d'olive

Les indications:
1. Dans un bol, mélanger la truite avec l'avocat et les autres ingrédients, mélanger et servir.

Nutrition: 244 calories, 9,45 matières grasses, 5,6 fibres, 8,5 glucides, 15 protéines

Truite balsamique

Temps de préparation : 5 minutes
Temps de préparation : 15 minutes
Portions : 4

Ingrédients:
- 3 cuillères à soupe de vinaigre balsamique
- 2 cuillères à soupe d'huile d'olive
- 4 filets de truite, désossés
- 3 cuillères à soupe de persil finement haché
- 2 gousses d'ail, hachées

Les indications:
1. Faites chauffer une poêle avec de l'huile à feu moyen, ajoutez la truite et faites cuire 6 minutes de chaque côté.
2. Ajouter le reste des ingrédients, cuire encore 3 minutes, répartir dans des assiettes et servir avec une salade.

Nutrition: 314 calories, 14,3 matières grasses, 8,2 fibres, 14,8 glucides, 11,2 protéines

Saumon Persil

Temps de préparation : 5 minutes
Temps de cuisson : 12 minutes
Portions : 4

Ingrédients:
- 2 oignons nouveaux, hachés
- 2 cuillères à café de jus de citron
- 1 cuillère à soupe de ciboulette hachée
- 1 cuillère à soupe d'huile d'olive
- 4 filets de saumon désossés
- Poivre noir au goût
- 2 cuillères à soupe de persil haché

Les indications:
1. Faites chauffer une poêle avec de l'huile à feu moyen, ajoutez les oignons nouveaux, mélangez et faites revenir 2 minutes.
2. Ajouter le saumon et les autres ingrédients, cuire 5 minutes de chaque côté, répartir dans les assiettes et servir.

Nutrition: 290 calories, 14,4 matières grasses, 5,6 fibres, 15,6 glucides, 9,5 protéines

Salade de truite et légumes

Temps de préparation : 5 minutes
Temps de préparation : 0 minutes
Portions : 4

Ingrédients:
- 2 cuillères à soupe d'huile d'olive
- ½ tasse d'olives Kalamata, dénoyautées et hachées
- Poivre noir au goût
- 1 kilogramme de truite fumée, désossée, sans peau, coupée en dés
- ½ cuillère à café de zeste de citron râpé
- 1 cuillère à soupe de jus de citron
- 1 tasse de tomates cerises, coupées en deux
- ½ oignon rouge, tranché
- 2 gobelets fusée pour enfants

Les indications:
1. Dans un bol, mélanger la truite fumée avec les olives, le poivre noir et les autres ingrédients, mélanger et servir.

Nutrition: 282 calories, 13,4 matières grasses, 5,3 fibres, 11,6 glucides, 5,6 protéines

Saumon au safran

Temps de préparation : 10 minutes
Temps de cuisson : 12 minutes
Portions : 4

Ingrédients:
- Poivre noir au goût
- ½ cuillère à café de paprika doux
- 4 filets de saumon désossés
- 3 cuillères à soupe d'huile d'olive
- 1 oignon jaune, haché
- 2 gousses d'ail, hachées
- ¼ cuillère à café de safran en poudre

Les indications:
1. Faites chauffer une poêle avec de l'huile à feu moyen-vif, ajoutez l'oignon et l'ail, mélangez et faites revenir pendant 2 minutes.
2. Ajouter le saumon et les autres ingrédients, cuire 5 minutes de chaque côté, répartir dans les assiettes et servir.

Nutrition: 339 calories, 21,6 matières grasses, 0,7 fibres, 3,2 glucides, 35 protéines

Salade de crevettes et pastèque

Temps de préparation : 10 minutes
Temps de préparation : 0 minutes
Portions : 4

Ingrédients:
- ¼ tasse de basilic haché
- 2 tasses de pastèque, pelée et coupée en dés
- 2 cuillères à soupe de vinaigre balsamique
- 2 cuillères à soupe d'huile d'olive
- 1 kilogramme de crevettes décortiquées, nettoyées et bouillies
- Poivre noir au goût
- 1 cuillère à soupe de persil haché

Les indications:
1. Dans un bol, mélanger les crevettes avec la pastèque et les autres ingrédients, mélanger et servir.

Nutrition: 220 calories, 9 matières grasses, 0,4 fibres, 7,6 glucides, 26,4 protéines

Salade d'origan aux crevettes et quinoa

Temps de préparation : 5 minutes
Temps de préparation : 8 minutes
Portions : 4

Ingrédients:
- 1 kilogramme de crevettes décortiquées et déveinées
- 1 tasse de quinoa, cuit
- Poivre noir au goût
- 1 cuillère à soupe d'huile d'olive
- 1 cuillère à soupe d'origan haché
- 1 oignon rouge, haché
- Jus de 1 citron

Les indications:
1. Faites chauffer une poêle avec de l'huile à feu moyen-vif, ajoutez l'oignon, mélangez et faites revenir 2 minutes.
2. Ajoutez les crevettes, remuez et laissez cuire 5 minutes.
3. Ajoutez le reste des ingrédients, mélangez, répartissez le tout dans des bols et servez.

Nutrition: 336 calories, 8,2 matières grasses, 4,1 fibres, 32,3 glucides, 32,3 protéines

Salade de crabe

Temps de préparation : 10 minutes
Temps de préparation : 0 minutes
Portions : 4

Ingrédients:
- 1 cuillère à soupe d'huile d'olive
- 2 tasses de chair de crabe
- Poivre noir au goût
- 1 tasse de tomates cerises, coupées en deux
- 1 échalote, hachée
- 1 cuillère à soupe de jus de citron
- 1/3 tasse de coriandre, hachée

Les indications:
1. Dans un bol, mélanger le crabe avec les tomates et les autres ingrédients, mélanger et servir.

Nutrition: calories 54, lipides 3,9, fibres 0,6, glucides 2,6, protéines 2,3

Pétoncles balsamiques

Temps de préparation : 4 minutes
Temps de préparation : 6 minutes
Portions : 4

Ingrédients:
- 12 onces de pétoncles géants
- 2 cuillères à soupe d'huile d'olive
- 2 gousses d'ail, hachées
- 1 cuillère à soupe de vinaigre balsamique
- 1 tasse d'échalotes, tranchées
- 2 cuillères à soupe de coriandre hachée

Les indications:
1. Faites chauffer une poêle avec de l'huile à feu moyen, ajoutez les échalotes et l'ail et faites revenir 2 minutes.
2. Ajouter les pétoncles et les autres ingrédients, cuire 2 minutes de chaque côté, répartir dans les assiettes et servir.

Nutrition: 146 calories, 7,7 matières grasses, 0,7 fibres, 4,4 glucides, 14,8 protéines

Laissez le mélange crémeux

Temps de préparation : 10 minutes
Temps de préparation : 20 minutes
Portions : 4

Ingrédients:
- 2 cuillères à soupe d'huile d'olive
- 1 oignon rouge, haché
- Poivre noir au goût
- ½ tasse de bouillon de légumes faible en sodium
- 4 filets de plie désossés
- ½ tasse de crème de coco
- 1 cuillère à soupe d'aneth haché

Les indications:
1. Faites chauffer une poêle avec de l'huile à feu moyen, ajoutez l'oignon, mélangez et faites revenir 5 minutes.
2. Ajoutez le poisson et faites cuire 4 minutes de chaque côté.
3. Ajouter le reste des ingrédients, cuire encore 7 minutes, répartir dans des assiettes et servir.

Nutrition: 232 calories, 12,3 lipides, 4 fibres, 8,7 glucides, 12 protéines

Le mélange épicé de saumon et de mangue

Temps de préparation : 5 minutes
Temps de préparation : 0 minutes
Portions : 4

Ingrédients:
- 1 kilogramme de saumon fumé, désossé, sans peau ni flocons
- Poivre noir au goût
- 1 oignon rouge, haché
- 1 mangue pelée, épépinée et hachée
- 2 piments jalapeno, hachés
- ¼ tasse de persil haché
- 3 cuillères à soupe de jus de citron
- 1 cuillère à soupe d'huile d'olive

Les indications:
2. Dans un bol, mélangez le saumon avec le poivre noir et les autres ingrédients, assaisonnez et servez.

Nutrition: 323 calories, 14,2 matières grasses, 4 fibres, 8,5 glucides, 20,4 protéines

Mélange de crevettes à l'aneth

Temps de préparation : 5 minutes
Temps de préparation : 0 minutes
Portions : 4

Ingrédients:
- 2 cuillères à café de jus de citron
- 1 cuillère à soupe d'huile d'olive
- 1 cuillère à soupe d'aneth haché
- 1 kilogramme de crevettes bouillies, nettoyées et décortiquées
- Poivre noir au goût
- 1 tasse de radis, coupés en dés

Les indications:
1. Dans un bol, mélanger les crevettes avec le jus de citron et les autres ingrédients, mélanger et servir.

Nutrition: 292 calories, 13 lipides, 4,4 fibres, 8 glucides, 16,4 protéines

Galettes de saumon

Temps de préparation : 4 minutes
Temps de préparation : 0 minutes
Portions : 6

Ingrédients:
- 6 onces de saumon fumé, désossé, sans peau et râpé
- 2 cuillères à soupe de yaourt allégé
- 3 cuillères à café de jus de citron
- 2 oignons nouveaux, hachés
- 8 onces de fromage à la crème faible en gras
- ¼ tasse de coriandre, hachée

Les indications:
1. Dans un bol, mélangez le saumon avec le yaourt et les autres ingrédients, mélangez et servez froid.

Nutrition: 272 calories, 15,2 matières grasses, 4,3 fibres, 16,8 glucides, 9,9 protéines

Crevettes aux artichauts

Temps de préparation : 4 minutes
Temps de préparation : 8 minutes
Portions : 4

Ingrédients:
- 2 oignons verts, hachés
- 1 tasse d'artichauts en conserve, sans sel ajouté, égouttés et coupés en quartiers
- 2 cuillères à soupe de coriandre hachée
- 1 kilogramme de crevettes décortiquées et déveinées
- 1 tasse de tomates cerises, coupées en dés
- 1 cuillère à soupe d'huile d'olive
- 1 cuillère à soupe de vinaigre balsamique
- Une pincée de sel et de poivre noir

Les indications:
1. Faites chauffer une poêle avec l'huile à feu moyen, ajoutez l'oignon et l'artichaut, mélangez et laissez cuire 2 minutes.
2. Ajoutez les crevettes, remuez et faites cuire à feu moyen pendant 6 minutes.
3. Répartissez le tout dans des bols et servez.

Nutrition: 260 calories, 8,23 lipides, 3,8 fibres, 14,3 glucides, 12,4 protéines

Crevettes sauce citron

Temps de préparation : 5 minutes
Temps de préparation : 8 minutes
Portions : 4

Ingrédients:
- 1 kilogramme de crevettes décortiquées et déveinées
- 2 cuillères à soupe d'huile d'olive
- Le zeste râpé d'1 citron
- Jus de ½ citron
- 1 cuillère à soupe de ciboulette hachée

Les indications:
1. Faites chauffer une poêle avec de l'huile à feu moyen-vif, ajoutez le zeste de citron, le jus de citron et la coriandre, mélangez et laissez cuire 2 minutes.
2. Ajouter les crevettes, cuire encore 6 minutes, répartir dans des assiettes et servir.

Nutrition: calories 195, lipides 8,9, fibres 0, glucides 1,8, protéines 25,9

Mélange de thon et d'oranges

Temps de préparation : 5 minutes
Temps de cuisson : 12 minutes
Portions : 4

Ingrédients:
- 4 filets de thon désossés
- Poivre noir au goût
- 2 cuillères à soupe d'huile d'olive
- 2 échalotes, hachées
- 3 cuillères à soupe de jus d'orange
- 1 orange, pelée et tranchée
- 1 cuillère à soupe d'origan haché

Les indications:
1. Faites chauffer une poêle d'huile à feu moyen-vif, ajoutez les échalotes, remuez et faites revenir pendant 2 minutes.
2. Ajouter le thon et les autres ingrédients, cuire encore 10 minutes, répartir dans des assiettes et servir.

Nutrition: 457 calories, 38,2 matières grasses, 1,6 fibres, 8,2 glucides, 21,8 protéines

curry de saumon

Temps de préparation : 10 minutes
Temps de préparation : 20 minutes
Portions : 4

Ingrédients:
- 1 kg de filet de saumon désossé et coupé en dés
- 3 cuillères à soupe de pâte de curry rouge
- 1 oignon rouge, haché
- 1 cuillère à café de paprika doux
- 1 tasse de crème de coco
- 1 cuillère à soupe d'huile d'olive
- Poivre noir au goût
- ½ tasse de bouillon de poulet faible en sodium
- 3 cuillères à soupe de basilic haché

Les indications:
1. Faites chauffer une poêle avec l'huile à feu moyen-vif, ajoutez l'oignon, le paprika et la pâte de curry, mélangez et laissez cuire 5 minutes.
2. Ajouter le saumon et les autres ingrédients, mélanger délicatement, cuire à feu moyen pendant 15 minutes, répartir dans des bols et servir.

Nutrition: 377 calories, 28,3 matières grasses, 2,1 fibres, 8,5 glucides, 23,9 protéines

Mélange de saumon et carottes

Temps de préparation : 10 minutes
Temps de préparation : 15 minutes
Portions : 4

Ingrédients:
- 4 filets de saumon désossés
- 1 oignon rouge, haché
- 2 carottes, tranchées
- 2 cuillères à soupe d'huile d'olive
- 2 cuillères à soupe de vinaigre balsamique
- Poivre noir au goût
- 2 cuillères à soupe de ciboulette hachée
- ¼ tasse de bouillon de légumes faible en sodium

Les indications:
1. Faites chauffer une poêle avec de l'huile à feu moyen, ajoutez l'oignon et les carottes, mélangez et faites revenir 5 minutes.
2. Ajouter le saumon et les autres ingrédients, cuire encore 10 minutes, répartir dans les assiettes et servir.

Nutrition: 322 calories, 18 matières grasses, 1,4 fibres, 6 glucides, 35,2 protéines

Le mélange de crevettes et pignons de pin

Temps de préparation : 10 minutes
Temps de préparation : 10 minutes
Portions : 4

Ingrédients:
- 1 kilogramme de crevettes décortiquées et déveinées
- 2 cuillères à soupe de pignons de pin
- 1 cuillère à soupe de jus de citron
- 2 cuillères à soupe d'huile d'olive
- 3 gousses d'ail hachées
- Poivre noir au goût
- 1 cuillère à soupe de thym haché
- 2 cuillères à soupe de ciboulette finement hachée

Les indications:
1. Faites chauffer une poêle avec de l'huile à feu moyen-vif, ajoutez l'ail, le thym, les pignons de pin et le jus de citron, mélangez et laissez cuire 3 minutes.
2. Ajoutez les crevettes, le poivre noir et la ciboulette, remuez, laissez cuire encore 7 minutes, répartissez dans les assiettes et servez.

Nutrition: 290 calories, 13 matières grasses, 4,5 fibres, 13,9 glucides, 10 protéines

Morue chili et haricots verts

Temps de préparation : 10 minutes
Temps de préparation : 14 minutes
Portions : 4

Ingrédients:
- 4 filets de cabillaud, désossés
- ½ kilo de haricots verts pelés et coupés en deux
- 1 cuillère à soupe de jus de citron
- 1 cuillère à soupe de zeste de citron vert, râpé
- 1 oignon jaune, haché
- 2 cuillères à soupe d'huile d'olive
- 1 cuillère à café de cumin moulu
- 1 cuillère à café de poudre de chili
- ½ tasse de bouillon de légumes faible en sodium
- Une pincée de sel et de poivre noir

Les indications:
1. Faites chauffer une poêle avec de l'huile à feu moyen-vif, ajoutez l'oignon, mélangez et faites revenir 2 minutes.
2. Ajoutez le poisson et faites cuire 3 minutes de chaque côté.
3. Ajouter les haricots verts et le reste des ingrédients, mélanger délicatement, cuire encore 7 minutes, répartir dans des assiettes et servir.

Nutrition: 220 calories, 13 matières grasses, 14,3 glucides, 2,3 fibres, 12 protéines

Coquilles Saint-Jacques à l'ail

Temps de préparation : 5 minutes
Temps de préparation : 8 minutes
Portions : 4

Ingrédients:
- 12 coquilles
- 1 oignon rouge, tranché
- 2 cuillères à soupe d'huile d'olive
- ½ cuillère à café d'ail émincé
- 2 cuillères à soupe de jus de citron
- Poivre noir au goût
- 1 cuillère à café de vinaigre balsamique

Les indications:
1. Faites chauffer une poêle avec de l'huile à feu moyen, ajoutez l'oignon et l'ail et faites revenir pendant 2 minutes.
2. Ajouter les pétoncles et les autres ingrédients, cuire à feu moyen encore 6 minutes, répartir dans les assiettes et servir chaud.

Nutrition: 259 calories, 8 matières grasses, 3 fibres, 5,7 glucides, 7 protéines

Mélange de bar crémeux

Temps de préparation : 10 minutes
Temps de préparation : 14 minutes
Portions : 4

Ingrédients:
- 4 filets de bar, désossés
- 1 tasse de crème de coco
- 1 oignon jaune, haché
- 1 cuillère à soupe de jus de citron
- 2 cuillères à soupe d'huile d'avocat
- 1 cuillère à soupe de persil haché
- Une pincée de poivre noir

Les indications:
1. Faites chauffer une poêle avec de l'huile à feu moyen, ajoutez l'oignon, mélangez et faites revenir 2 minutes.
2. Ajoutez le poisson et faites cuire 4 minutes de chaque côté.
3. Ajouter le reste des ingrédients, cuire encore 4 minutes, répartir dans des assiettes et servir.

Nutrition: 283 calories, 12,3 matières grasses, 5 fibres, 12,5 glucides, 8 protéines

Mélange de perches et de champignons

Temps de préparation : 10 minutes
Temps de cuisson : 13 minutes
Portions : 4

Ingrédients:
- 4 filets de bar, désossés
- 2 cuillères à soupe d'huile d'olive
- Poivre noir au goût
- ½ tasse de champignons blancs, tranchés
- 1 oignon rouge, haché
- 2 cuillères à soupe de vinaigre balsamique
- 3 cuillères à soupe de coriandre hachée

Les indications:
1. Faites chauffer une poêle avec l'huile à feu moyen-vif, ajoutez l'oignon et les champignons, mélangez et laissez cuire 5 minutes.
2. Ajouter le poisson et les autres ingrédients, cuire 4 minutes de chaque côté, répartir dans les assiettes et servir.

Nutrition: 280 calories, 12,3 matières grasses, 8 fibres, 13,6 glucides, 14,3 protéines

Soupe de saumon

Temps de préparation : 5 minutes
Temps de préparation : 20 minutes
Portions : 4

Ingrédients:
- 1 kg de filets de saumon désossés, sans peau et coupés en dés
- 1 tasse d'oignon jaune, haché
- 2 cuillères à soupe d'huile d'olive
- Poivre noir au goût
- 2 tasses de bouillon de légumes faible en sodium
- 1 1/2 tasse de tomates hachées
- 1 cuillère à soupe de basilic haché

Les indications:
1. Faites chauffer une poêle avec de l'huile à feu moyen, ajoutez l'oignon, mélangez et faites revenir 5 minutes.
2. Ajouter le saumon et les autres ingrédients, porter à ébullition et laisser mijoter à feu moyen pendant 15 minutes.
3. Répartissez la soupe dans les bols et servez.

Nutrition: 250 calories, 12,2 matières grasses, 5 fibres, 8,5 glucides, 7 protéines

Crevettes à la muscade

Temps de préparation : 3 minutes
Temps de préparation : 6 minutes
Portions : 4

Ingrédients:
- 1 kilogramme de crevettes décortiquées et déveinées
- 2 cuillères à soupe d'huile d'olive
- 1 cuillère à soupe de jus de citron
- 1 cuillère à soupe de muscade moulue
- Poivre noir au goût
- 1 cuillère à soupe de coriandre hachée

Les indications:
1. Faites chauffer une poêle avec de l'huile à feu moyen, mélangez les crevettes, le jus de citron et les autres ingrédients, remuez, laissez cuire 6 minutes, répartissez dans des bols et servez.

Nutrition: 205 calories, 9,6 matières grasses, 0,4 fibres, 2,7 glucides, 26 protéines

Mélange de crevettes et de baies

Temps de préparation : 4 minutes
Temps de préparation : 6 minutes
Portions : 4

Ingrédients:
- 1 kilogramme de crevettes décortiquées et déveinées
- ½ tasse de tomates, coupées en dés
- 2 cuillères à soupe d'huile d'olive
- 1 cuillère à soupe de vinaigre balsamique
- ½ tasse de fraises hachées
- Poivre noir au goût

Les indications:
1. Faites chauffer une poêle avec de l'huile à feu moyen, ajoutez les crevettes, mélangez et laissez cuire 3 minutes.
2. Ajouter le reste des ingrédients, mélanger, cuire encore 3-4 minutes, répartir dans des bols et servir.

Nutrition: 205 calories, 9 matières grasses, 0,6 fibres, 4 glucides, 26,2 protéines

Truite citronnée au four

Temps de préparation : 10 minutes
Temps de préparation : 30 minutes
Portions : 4

Ingrédients:
- 4 truites
- 1 cuillère à soupe de zeste de citron râpé
- 2 cuillères à soupe d'huile d'olive
- 2 cuillères à soupe de jus de citron
- Une pincée de poivre noir
- 2 cuillères à soupe de coriandre hachée

Les indications:
1. Dans une plaque à pâtisserie, mélanger le poisson avec le zeste de citron et les autres ingrédients et frotter.
2. Cuire au four à 370 degrés pendant 30 minutes, répartir dans des assiettes et servir.

Nutrition: 264 calories, 12,3 matières grasses, 5 fibres, 7 glucides, 11 protéines

Coquilles Saint-Jacques à la ciboulette

Temps de préparation : 3 minutes
Temps de préparation : 4 minutes
Portions : 4

Ingrédients:
- 12 coquilles
- 2 cuillères à soupe d'huile d'olive
- Poivre noir au goût
- 2 cuillères à soupe de ciboulette hachée
- 1 cuillère à soupe de paprika doux

Les indications:
1. Faites chauffer une poêle avec de l'huile à feu moyen, ajoutez les pétoncles, le paprika et les autres ingrédients et faites cuire 2 minutes de chaque côté.
2. Répartir dans les assiettes et servir avec une salade.

Nutrition: 215 calories, 6 matières grasses, 5 fibres, 4,5 glucides, 11 protéines

Boulettes de thon

Temps de préparation : 10 minutes
Temps de préparation : 30 minutes
Portions : 4

Ingrédients:
- 2 cuillères à soupe d'huile d'olive
- 1 kg de thon sans peau, désossé et haché
- 1 oignon jaune, haché
- 1/4 tasse de ciboulette hachée
- 1 œuf battu
- 1 cuillère à soupe de farine de noix de coco
- Une pincée de sel et de poivre noir

Les indications:
1. Dans un bol, mélanger le thon avec l'oignon et les autres ingrédients sauf l'huile, bien mélanger et former des boulettes moyennes avec ce mélange.
2. Disposez les boulettes de viande sur une plaque à pâtisserie, badigeonnez d'huile, mettez au four à 350 degrés, enfournez 30 minutes, répartissez dans les assiettes et servez.

Nutrition: calories 291, lipides 14,3, fibres 5, glucides 12,4, protéines 11

Poêle au saumon

Temps de préparation : 10 minutes
Temps de cuisson : 12 minutes
Portions : 4

Ingrédients:
- 4 filets de saumon désossés et coupés en gros dés
- 2 cuillères à soupe d'huile d'olive
- 1 poivron rouge, coupé en lanières
- 1 courgette, coupée en gros dés
- 1 aubergine, coupée en gros dés
- 1 cuillère à soupe de jus de citron
- 1 cuillère à soupe d'aneth haché
- ¼ tasse de bouillon de légumes faible en sodium
- 1 cuillère à café de poudre d'ail
- Une pincée de poivre noir

Les indications:
1. Faites chauffer une poêle avec de l'huile à feu moyen-vif, ajoutez le poivron, les courgettes et les aubergines, mélangez et faites revenir 3 minutes.
2. Ajouter le saumon et les autres ingrédients, mélanger délicatement, cuire encore 9 minutes, répartir dans les assiettes et servir.

Nutrition: 348 calories, 18,4 matières grasses, 5,3 fibres, 11,9 glucides, 36,9 protéines

Mélange de morue à la moutarde

Temps de préparation : 10 minutes
Temps de préparation : 25 minutes
Portions : 4

Ingrédients:
- 4 filets de cabillaud, sans peau et désossés
- Une pincée de poivre noir
- 1 cuillère à café de gingembre, râpé
- 1 cuillère de moutarde
- 2 cuillères à soupe d'huile d'olive
- 1 cuillère à café de thym séché
- ¼ cuillère à café de cumin moulu
- 1 cuillère à café de poudre de curcuma
- ¼ tasse de coriandre, hachée
- 1 tasse de bouillon de légumes faible en sodium
- 3 gousses d'ail hachées

Les indications:
1. Dans une poêle, mélanger la morue avec le poivre noir, le gingembre et les autres ingrédients, mélanger délicatement et enfourner à 380 degrés pendant 25 minutes.
2. Répartissez le mélange dans les assiettes et servez.

Nutrition: calories 176, lipides 9, fibres 1, glucides 3,7, protéines 21,2

Mélange de crevettes et asperges

Temps de préparation : 10 minutes
Temps de préparation : 14 minutes
Portions : 4

Ingrédients:
- 1 botte d'asperges, coupée en deux
- 1 kilogramme de crevettes décortiquées et déveinées
- Poivre noir au goût
- 2 cuillères à soupe d'huile d'olive
- 1 oignon rouge, haché
- 2 gousses d'ail, hachées
- 1 tasse de crème de coco

Les indications:
1. Faites chauffer une poêle avec l'huile à feu moyen, ajoutez l'oignon, l'ail et les asperges, mélangez et laissez cuire 4 minutes.
2. Ajouter les crevettes et les autres ingrédients, remuer, cuire à feu moyen pendant 10 minutes, répartir dans des bols et servir.

Nutrition: 225 calories, 6 matières grasses, 3,4 fibres, 8,6 glucides, 8 protéines

Morue et petits pois

Temps de préparation : 10 minutes
Temps de préparation : 20 minutes
Portions : 4

Ingrédients:
- 1 oignon jaune, haché
- 2 cuillères à soupe d'huile d'olive
- ½ tasse de bouillon de poulet faible en sodium
- 4 filets de cabillaud, désossés et sans peau
- Poivre noir au goût
- 1 tasse de pois mange-tout

Les indications:
1. Faites chauffer une casserole avec de l'huile à feu moyen, ajoutez l'oignon, mélangez et faites revenir 4 minutes.
2. Ajoutez le poisson et faites cuire 3 minutes de chaque côté.
3. Ajouter les pois mange-tout et les autres ingrédients, cuire encore 10 minutes, répartir dans des assiettes et servir.

Nutrition: 240 calories, 8,4 matières grasses, 2,7 fibres, 7,6 glucides, 14 protéines

Bols de crevettes et de moules

Temps de préparation : 5 minutes
Temps de cuisson : 12 minutes
Portions : 4

Ingrédients:
- 1 kilogramme de moules lavées
- ½ tasse de bouillon de poulet faible en sodium
- 1 kilogramme de crevettes décortiquées et déveinées
- 2 échalotes, hachées
- 1 tasse de tomates cerises, coupées en dés
- 2 gousses d'ail, hachées
- 1 cuillère à soupe d'huile d'olive
- Jus de 1 citron

Les indications:
1. Faites chauffer une poêle avec de l'huile à feu moyen, ajoutez les échalotes et l'ail et faites revenir 2 minutes.
2. Ajouter les crevettes, les moules et les autres ingrédients, cuire à feu moyen pendant 10 minutes, répartir dans des bols et servir.

Nutrition: 240 calories, 4,9 matières grasses, 2,4 fibres, 11,6 glucides, 8 protéines

Crème de menthe

Temps de préparation: 2 heures et 4 minutes

Temps de préparation : 0 minutes
Portions : 4

Ingrédients:
- 4 tasses de yaourt faible en gras
- 1 tasse de crème de coco
- 3 cuillères à soupe de stévia
- 2 cuillères à café de zeste de citron râpé
- 1 cuillère à soupe de menthe hachée

Les indications:
1. Dans un mixeur, mélanger la crème avec le yaourt et les autres ingrédients, bien mélanger, répartir dans des bols et réfrigérer 2 heures avant de servir.

Nutrition: calories 512, lipides 14,3, fibres 1,5, glucides 83,6, protéines 12,1

Pouding aux framboises

Temps de préparation : 10 minutes
Temps de cuisson : 24 minutes
Portions : 4

Ingrédients:
- 1 tasse de framboises
- 2 cuillères à café de sucre de coco
- 3 œufs battus
- 1 cuillère à soupe d'huile d'avocat
- ½ tasse de lait d'amande
- ½ tasse de farine de noix de coco
- ¼ tasse de yaourt faible en gras

Les indications:
1. Dans un bol, mélanger les framboises avec le sucre et les autres ingrédients sauf l'enduit à cuisson et bien mélanger.
2. Enduisez un moule à pudding d'enduit à cuisson, ajoutez le mélange de framboises, étalez, enfournez à 400°C pendant 24 minutes, répartissez dans des assiettes à dessert et servez.

Nutrition: 215 calories, 11,3 matières grasses, 3,4 fibres, 21,3 glucides, 6,7 protéines

Barres aux amandes

Temps de préparation : 10 minutes
Temps de préparation : 30 minutes
Portions : 4

Ingrédients:
- 1 tasse d'amandes, concassées
- 2 oeufs battus
- ½ tasse de lait d'amande
- 1 cuillère à café d'extrait de vanille
- 2/3 tasse de sucre de coco
- 2 tasses de farine complète
- 1 cuillère à café de levure chimique
- Aérosol de cuisson

Les indications:
1. Dans un bol, mélanger les amandes avec les œufs et les autres ingrédients à l'exception de l'enduit à cuisson et bien mélanger.
2. Versez le tout dans un moule carré graissé d'enduit à cuisson, étalez bien, enfournez 30 minutes, laissez refroidir, coupez en barres et servez.

Nutrition: 463 calories, 22,5 matières grasses, 11 fibres, 54,4 glucides, 16,9 protéines

Mélange de pêches au four

Temps de préparation : 10 minutes
Temps de préparation : 30 minutes
Portions : 4

Ingrédients:
- 4 pêches dénoyautées et coupées en deux
- 1 cuillère à soupe de sucre de coco
- 1 cuillère à café d'extrait de vanille
- ¼ cuillère à café de cannelle moulue
- 1 cuillère à soupe d'huile d'avocat

Les indications:
1. Dans une poêle, mélanger les pêches avec le sucre et les autres ingrédients, cuire au four à 375 degrés pendant 30 minutes, laisser refroidir et servir.

Nutrition: calories 91, lipides 0,8, fibres 2,5, glucides 19,2, protéines 1,7

tarte aux noix de pécan

Temps de préparation : 10 minutes
Temps de préparation : 25 minutes
Portions : 8

Ingrédients:
- 3 tasses de farine d'amande
- 1 tasse de sucre de coco
- 1 cuillère à soupe d'extrait de vanille
- ½ tasse de noix hachées
- 2 cuillères à café de bicarbonate de soude
- 2 tasses de lait de coco
- ½ tasse d'huile de coco, fondue

Les indications:
1. Dans un bol, mélanger la farine d'amandes avec le sucre et les autres ingrédients, bien mélanger, verser dans un moule à cake, étaler, mettre au four à 37°C, enfourner pour 25 minutes.
2. Laissez refroidir le gâteau, coupez-le en tranches et servez.

Nutrition: 445 calories, 10 matières grasses, 6,5 fibres, 31,4 glucides, 23,5 protéines

tarte aux pommes

Temps de préparation : 10 minutes
Temps de préparation : 30 minutes
Portions : 4

Ingrédients:
- 2 tasses de farine d'amande
- 1 cuillère à café de bicarbonate de sodium
- 1 cuillère à café de levure chimique
- ½ cuillère à café de cannelle moulue
- 2 cuillères à soupe de sucre de coco
- 1 tasse de lait d'amande
- 2 pommes vertes pelées, pelées et hachées
- Aérosol de cuisson

Les indications:
1. Dans un bol, mélanger la farine avec le bicarbonate de soude, les pommes et les autres ingrédients à l'exception de l'enduit à cuisson et bien mélanger.
2. Versez le tout dans un moule graissé d'enduit à cuisson, étalez bien, mettez au four et enfournez à 360 degrés pendant 30 minutes.
3. Refroidissez le gâteau, coupez-le et servez.

Nutrition: calories 332, lipides 22,4, fibres 9l,6, glucides 22,2, protéines 12,3

Crème à la cannelle

Temps de préparation : 2 heures
Temps de préparation : 10 minutes
Portions : 4

Ingrédients:
- 1 tasse de lait d'amande faible en gras
- 1 tasse de crème de coco
- 2 tasses de sucre de coco
- 2 cuillères à soupe de cannelle moulue
- 1 cuillère à café d'extrait de vanille

Les indications:
1. Faites chauffer une casserole de lait d'amande à feu moyen, ajoutez le reste des ingrédients, mélangez et laissez cuire encore 10 minutes.
2. Répartir le mélange dans les bols, laisser refroidir et réfrigérer 2 heures avant de servir.

Nutrition: calories 254, lipides 7,5, fibres 5, glucides 16,4, protéines 9,5

Le mélange crémeux de fraises

Temps de préparation : 10 minutes
Temps de préparation : 0 minutes
Portions : 4

Ingrédients:
- 1 cuillère à café d'extrait de vanille
- 2 tasses de fraises, hachées
- 1 cuillère à café de sucre de coco
- 8 onces de yaourt faible en gras

Les indications:
1. Dans un bol, mélanger les fraises avec la vanille et les autres ingrédients, mélanger et servir froid.

Nutrition: 343 calories, 13,4 matières grasses, 6 fibres, 15,43 glucides, 5,5 protéines

Brownies à la vanille et aux pacanes

Temps de préparation : 10 minutes
Temps de préparation : 25 minutes
Portions : 8

Ingrédients:
- 1 tasse de pacanes, hachées
- 3 cuillères à soupe de sucre de coco
- 2 cuillères à soupe de cacao en poudre
- 3 œufs battus
- ¼ tasse d'huile de coco, fondue
- ½ cuillère à café de levure chimique
- 2 cuillères à café d'extrait de vanille
- Aérosol de cuisson

Les indications:
1. Au robot culinaire, mélanger les pacanes avec le sucre de coco et les autres ingrédients, à l'exception de l'enduit à cuisson, et bien mélanger.
2. Enduire un moule carré d'enduit à cuisson, ajouter le mélange à brownie, étaler, mettre au four, cuire au four à 350 degrés pendant 25 minutes, laisser refroidir, trancher et servir.

Nutrition: calories 370, lipides 14,3, fibres 3, glucides 14,4, protéines 5,6

gâteau aux fraises

Temps de préparation : 10 minutes
Temps de préparation : 25 minutes
Portions : 6

Ingrédients:
- 2 tasses de farine complète
- 1 tasse de fraises, hachées
- ½ cuillère à café de bicarbonate de soude
- ½ tasse de sucre de coco
- ¾ tasse de lait de coco
- ¼ tasse d'huile de coco, fondue
- 2 oeufs battus
- 1 cuillère à café d'extrait de vanille
- Aérosol de cuisson

Les indications:
1. Dans un bol, mélanger la farine avec les fraises et les autres ingrédients sauf l'enduit à cuisson et bien mélanger.
2. Enduire une poêle d'enduit à cuisson, verser le mélange à gâteau, étaler, cuire au four à 350 degrés pendant 25 minutes, laisser refroidir, trancher et servir.

Nutrition: 465 calories, 22,1 matières grasses, 4 fibres, 18,3 glucides, 13,4 protéines

Pouding au cacao

Temps de préparation : 10 minutes
Temps de préparation : 10 minutes
Portions : 4

Ingrédients:
- 2 cuillères à soupe de sucre de coco
- 3 cuillères à soupe de farine de noix de coco
- 2 cuillères à soupe de cacao en poudre
- 2 tasses de lait d'amande
- 2 oeufs battus
- ½ cuillère à café d'extrait de vanille

Les indications:
1. Mettez le lait dans une casserole, ajoutez le cacao et les autres ingrédients, mélangez, faites cuire à feu moyen pendant 10 minutes, versez dans des mugs et servez froid.

Nutrition: 385 calories, 31,7 matières grasses, 5,7 fibres, 21,6 glucides, 7,3 protéines

Crème vanille à la muscade

Temps de préparation : 10 minutes
Temps de préparation : 0 minutes
Portions : 6

Ingrédients:
- 3 tasses de lait écrémé
- 1 cuillère à café de muscade moulue
- 2 cuillères à café d'extrait de vanille
- 4 cuillères à café de sucre de coco
- 1 tasse de noix, hachées

Les indications:
1. Dans un bol, mélanger le lait avec la muscade et les autres ingrédients, bien mélanger, répartir dans des petits bols et servir froid.

Nutrition: 243 calories, 12,4 matières grasses, 1,5 fibres, 21,1 glucides, 9,7 protéines

Crème d'avocat

Temps de préparation:1 heure et 10 minutes

Temps de préparation : 0 minutes
Portions : 4

Ingrédients:
- 2 tasses de crème de coco
- 2 avocats pelés, dénoyautés et écrasés
- 2 cuillères à soupe de sucre de coco
- 1 cuillère à café d'extrait de vanille

Les indications:
1. Dans un mixeur, mélanger la crème avec l'avocat et les autres ingrédients, bien mélanger, répartir dans des petits bols et réfrigérer 1 heure avant de servir.

Nutrition:532 calories, 48,2 matières grasses, 9,4 fibres, 24,9 glucides, 5,2 protéines

Crème de framboise

Temps de préparation : 10 minutes
Temps de préparation : 25 minutes
Portions : 4

Ingrédients:
- 2 cuillères à soupe de farine d'amande
- 1 tasse de crème de coco
- 3 tasses de framboises
- 1 tasse de sucre de coco
- 8 onces de fromage à la crème faible en gras

Les indications:
1. Dans un bol, mélanger la farine avec la crème et les autres ingrédients, transférer dans une poêle ronde, cuire à 360 degrés pendant 25 minutes, répartir dans des bols et servir.

Nutrition: 429 calories, 36,3 matières grasses, 7,7 fibres, 21,3 glucides, 7,8 protéines

Salade de pastèque

Temps de préparation : 4 minutes
Temps de préparation : 0 minutes
Portions : 4

Ingrédients:
- 1 tasse de pastèque, pelée et coupée en dés
- 2 pommes épépinées et coupées en dés
- 1 cuillère à soupe de crème de coco
- 2 bananes, coupées en morceaux

Les indications:
1. Dans un bol, mélanger la pastèque avec les pommes et les autres ingrédients, mélanger et servir.

Nutrition: 131 calories, 1,3 matières grasses, 4,5 fibres, 31,9 glucides, 1,3 protéines

Le mélange de poire et de noix de coco

Temps de préparation : 10 minutes
Temps de préparation : 10 minutes
Portions : 4

Ingrédients:
- 2 cuillères à café de jus de citron
- ½ tasse de crème de coco
- ½ tasse de noix de coco râpée
- 4 poires épépinées et coupées en dés
- 4 cuillères à soupe de sucre de coco

Les indications:
1. Dans une casserole, mélanger les poires avec le jus de citron et les autres ingrédients, remuer, porter à ébullition sur feu moyen et laisser cuire 10 minutes.
2. Répartir dans des bols et servir froid.

Nutrition: 320 calories, 7,8 matières grasses, 3 fibres, 6,4 glucides, 4,7 protéines

Compote de pommes

Temps de préparation : 10 minutes
Temps de préparation : 15 minutes
Portions : 4

Ingrédients:
- 5 cuillères à soupe de sucre de coco
- 2 tasses de jus d'orange
- 4 pommes épépinées et coupées en dés

Les indications:
1. Dans une casserole, mélanger les pommes avec le sucre et le jus d'orange, remuer, porter à ébullition à feu moyen, cuire 15 minutes, répartir dans des bols et servir froid.

Nutrition: 220 calories, 5,2 matières grasses, 3 fibres, 5,6 glucides, 5,6 protéines

Ragoût d'abricots

Temps de préparation : 10 minutes
Temps de préparation : 15 minutes
Portions : 4

Ingrédients:
- 2 tasses d'abricots, coupés en deux
- 2 tasses d'eau
- 2 cuillères à soupe de sucre de coco
- 2 cuillères à soupe de jus de citron

Les indications:
1. Dans une casserole, mélanger les abricots avec l'eau et les autres ingrédients, remuer, cuire à feu moyen pendant 15 minutes, répartir dans des bols et servir.

Nutrition: 260 calories, 6,2 matières grasses, 4,2 fibres, 5,6 glucides, 6 protéines

Mélange melon-citron

Temps de préparation : 10 minutes
Temps de préparation : 10 minutes
Portions : 4

Ingrédients:
- 2 tasses de cantaloup, pelé et coupé en gros dés
- 4 cuillères à soupe de sucre de coco
- 2 cuillères à café d'extrait de vanille
- 2 cuillères à café de jus de citron

Les indications:
1. Dans une casserole, mélanger le cantaloup avec le sucre et les autres ingrédients, mélanger, chauffer à feu moyen, cuire environ 10 minutes, répartir dans des bols et servir froid.

Nutrition: 140 calories, 4 matières grasses, 3,4 fibres, 6,7 glucides, 5 protéines

Crème anglaise crémeuse à la rhubarbe

Temps de préparation : 10 minutes
Temps de préparation : 14 minutes
Portions : 4

Ingrédients:
- 1/3 tasse de fromage à la crème faible en gras
- ½ tasse de crème de coco
- 2 kilogrammes de rhubarbe hachée grossièrement
- 3 cuillères à soupe de sucre de coco

Les indications:
1. Dans un mixeur, mélanger le fromage à la crème avec la crème et les autres ingrédients et bien mélanger.
2. Répartir dans des bols, mettre au four et cuire au four à 350 degrés pendant 14 minutes.
3. Il est servi froid.

Nutrition: 360 calories, 14,3 matières grasses, 4,4 fibres, 5,8 glucides, 5,2 protéines

Bols d'ananas

Temps de préparation : 10 minutes
Temps de préparation : 0 minutes
Portions : 4

Ingrédients:
- 3 tasses d'ananas, pelé et coupé en dés
- 1 cuillère à café de graines de chia
- 1 tasse de crème de coco
- 1 cuillère à café d'extrait de vanille
- 1 cuillère à soupe de menthe hachée

Les indications:
1. Dans un bol, mélanger l'ananas avec la crème et les autres ingrédients, mélanger, diviser dans des bols plus petits et réfrigérer 10 minutes avant de servir.

Nutrition: 238 calories, 16,6 matières grasses, 5,6 fibres, 22,8 glucides, 3,3 protéines

Ragoût de bleuets

Temps de préparation : 10 minutes
Temps de préparation : 10 minutes
Portions : 4

Ingrédients:
- 2 cuillères à soupe de jus de citron
- 1 tasse d'eau
- 3 cuillères à soupe de sucre de coco
- 12 onces de myrtilles

Les indications:
1. Dans une poêle, mélanger les myrtilles avec le sucre et les autres ingrédients, porter à feu doux et cuire à feu moyen pendant 10 minutes.
2. Répartir dans des bols et servir.

Nutrition: 122 calories, 0,4 matières grasses, 2,1 fibres, 26,7 glucides, 1,5 protéines

Pouding au citron

Temps de préparation : 10 minutes
Temps de préparation : 15 minutes
Portions : 4

Ingrédients:
- 2 tasses de crème de coco
- Jus d'1 citron vert
- Le zeste d'un citron vert, râpé
- 3 cuillères à soupe d'huile de coco dissoute
- 1 œuf battu
- 1 cuillère à café de levure chimique

Les indications:
1. Dans un bol, mélanger la crème avec le jus de citron et les autres ingrédients et bien mélanger.
2. Divisez en petites formes, mettez au four et faites cuire à 360 degrés pendant 15 minutes.
3. Servir le pudding froid.

Nutrition: 385 calories, 39,9 matières grasses, 2,7 fibres, 8,2 glucides, 4,2 protéines

Crème de pêche

Temps de préparation : 10 minutes
Temps de préparation : 0 minutes
Portions : 4

Ingrédients:
- 3 tasses de crème de coco
- 2 pêches dénoyautées et hachées
- 1 cuillère à café d'extrait de vanille
- ½ tasse d'amandes hachées

Les indications:
1. Dans un mixeur, mélanger la crème et les autres ingrédients, bien mélanger, répartir dans des bols et servir froid.

Nutrition: 261 calories, 13 matières grasses, 5,6 fibres, 7 glucides, 5,4 protéines

Mélange de prunes à la cannelle

Temps de préparation : 10 minutes
Temps de préparation : 15 minutes
Portions : 4

Ingrédients:
- 1 kilogramme de prunes dénoyautées et coupées en deux
- 2 cuillères à soupe de sucre de coco
- ½ cuillère à café de cannelle moulue
- 1 tasse d'eau

Les indications:
1. Mélanger les pruneaux avec le sucre et les autres ingrédients dans une casserole, porter à ébullition et laisser mijoter à feu moyen pendant 15 minutes.
2. Répartir dans des bols et servir froid.

Nutrition: 142 calories, 4 matières grasses, 2,4 fibres, 14 glucides, 7 protéines

Chia et pommes Vanille

Temps de préparation : 10 minutes
Temps de préparation : 10 minutes
Portions : 4

Ingrédients:
- 2 tasses de pommes, épépinées et tranchées
- 2 cuillères à soupe de graines de chia
- 1 cuillère à café d'extrait de vanille
- 2 tasses de jus de pomme naturel non sucré

Les indications:
1. Dans une casserole, mélanger les pommes avec les graines de chia et les autres ingrédients, remuer, cuire à feu moyen pendant 10 minutes, répartir dans des bols et servir froid.

Nutrition: 172 calories, 5,6 matières grasses, 3,5 fibres, 10 glucides, 4,4 protéines

Pudding au riz et aux poires

Temps de préparation : 10 minutes
Temps de préparation : 25 minutes
Portions : 4

Ingrédients:
- 6 tasses d'eau
- 1 tasse de sucre de coco
- 2 tasses de riz noir
- 2 poires épépinées et coupées en dés
- 2 cuillères à soupe de cannelle moulue

Les indications:
1. Mettez l'eau dans une casserole, faites-la chauffer à feu moyen-vif, ajoutez le riz, le sucre et les autres ingrédients, mélangez, portez à ébullition, baissez le feu et laissez cuire 25 minutes.
2. Répartir dans des bols et servir froid.

Nutrition: 290 calories, 13,4 matières grasses, 4 fibres, 13,20 glucides, 6,7 protéines

Ragoût de rhubarbe

Temps de préparation : 10 minutes
Temps de préparation : 15 minutes
Portions : 4

Ingrédients:
- 2 tasses de rhubarbe, hachée grossièrement
- 3 cuillères à soupe de sucre de coco
- 1 cuillère à café d'extrait d'amande
- 2 tasses d'eau

Les indications:
1. Dans une casserole, mélanger la rhubarbe avec les autres ingrédients, remuer, porter à ébullition sur feu moyen, cuire 15 minutes, répartir dans des bols et servir froid.

Nutrition: 142 calories, 4,1 matières grasses, 4,2 fibres, 7 glucides, 4 protéines

Crème de rhubarbe

Temps de préparation : 1 heure
Temps de préparation : 10 minutes
Portions : 4

Ingrédients:
- 2 tasses de crème de coco
- 1 tasse de rhubarbe, hachée
- 3 œufs battus
- 3 cuillères à soupe de sucre de coco
- 1 cuillère à soupe de jus de citron

Les indications:
1. Dans une casserole, mélanger la crème avec la rhubarbe et les autres ingrédients, bien battre, cuire à feu moyen pendant 10 minutes, mélanger au mixeur plongeant, répartir dans des bols et réfrigérer 1 heure avant de servir.

Nutrition: calories 230, lipides 8,4, fibres 2,4, glucides 7,8, protéines 6

Salade de myrtilles

Temps de préparation : 5 minutes
Temps de préparation : 0 minutes
Portions : 4

Ingrédients:
- 2 tasses de myrtilles
- 3 cuillères à soupe de menthe hachée
- 1 poire, épépinée et coupée en dés
- 1 pomme, le trognon et les cubes
- 1 cuillère à soupe de sucre de coco

Les indications:
1. Dans un bol, mélanger les myrtilles avec la menthe et les autres ingrédients, mélanger et servir froid.

Nutrition: 150 calories, 2,4 matières grasses, 4 fibres, 6,8 glucides, 6 protéines

Dattes et crème de banane

Temps de préparation : 5 minutes
Temps de préparation : 0 minutes
Portions : 4

Ingrédients:
- 1 tasse de lait d'amande
- 1 banane, pelée et tranchée
- 1 cuillère à café d'extrait de vanille
- ½ tasse de crème de coco
- dattes, hachées

Les indications:
1. Dans un mixeur, mélanger les dattes avec la banane et les autres ingrédients, bien mélanger, répartir dans des petits bols et servir froid.

Nutrition: 271 calories, 21,6 matières grasses, 3,8 fibres, 21,2 glucides, 2,7 protéines

Muffins aux prunes

Temps de préparation : 10 minutes
Temps de préparation : 25 minutes
Portions : 12

Ingrédients:
- 3 cuillères à soupe d'huile de coco dissoute
- ½ tasse de lait d'amande
- 4 oeufs battus
- 1 cuillère à café d'extrait de vanille
- 1 tasse de farine d'amande
- 2 cuillères à soupe de cannelle moulue
- ½ cuillère à café de levure chimique
- 1 tasse de pruneaux dénoyautés et hachés

Les indications:
1. Dans un bol, mélanger l'huile de coco avec le lait d'amande et les autres ingrédients et bien mélanger.
2. Répartir dans un moule à muffins, placer au four à 350°F et cuire au four pendant 25 minutes.
3. Servir les muffins froids.

Nutrition: 270 calories, 3,4 matières grasses, 4,4 fibres, 12 glucides, 5 protéines

Bols aux prunes et raisins secs

Temps de préparation : 10 minutes
Temps de préparation : 20 minutes
Portions : 4

Ingrédients:
- ½ kilogramme de prunes dénoyautées et coupées en deux
- 2 cuillères à soupe de sucre de coco
- 4 cuillères à soupe de raisins secs
- 1 cuillère à café d'extrait de vanille
- 1 tasse de crème de coco

Les indications:
1. Mélanger les pruneaux avec le sucre et les autres ingrédients dans une casserole, porter à ébullition et cuire à feu moyen pendant 20 minutes.
2. Répartir dans des bols et servir.

Nutrition: 219 calories, 14,4 matières grasses, 1,8 fibres, 21,1 glucides, 2,2 protéines

Barres aux graines de tournesol

Temps de préparation : 10 minutes
Temps de préparation : 20 minutes
Portions : 6

Ingrédients:
- 1 tasse de farine de noix de coco
- ½ cuillère à café de bicarbonate de soude
- 1 cuillère à soupe de graines de lin
- 3 cuillères à soupe de lait d'amande
- 1 tasse de graines de tournesol
- 2 cuillères à soupe d'huile de coco dissoute
- 1 cuillère à café d'extrait de vanille

Les indications:
1. Dans un bol, mélanger la farine avec le bicarbonate de sodium et les autres ingrédients, bien mélanger, étaler sur une plaque, bien presser, enfourner à 350 degrés pendant 20 minutes, laisser refroidir, couper en barres et servir.

Nutrition: calories 189, lipides 12,6, fibres 9,2, glucides 15,7, protéines 4,7

Bols de mûres et de noix de cajou

Temps de préparation : 10 minutes

Temps de préparation : 0 minutes

Portions : 4

Ingrédients:

- 1 tasse de noix de cajou
- 2 tasses de mûres
- ¾ tasse de crème de coco
- 1 cuillère à café d'extrait de vanille
- 1 cuillère à soupe de sucre de coco

Les indications:

1. Dans un bol, mélanger les noix de cajou avec les baies et les autres ingrédients, mélanger, répartir dans des petits bols et servir.

Nutrition: 230 calories, 4 matières grasses, 3,4 fibres, 12,3 glucides, 8 protéines

Bols d'oranges et de mandarines

Temps de préparation : 4 minutes
Temps de préparation : 8 minutes
Portions : 4

Ingrédients:
- 4 oranges, pelées et tranchées
- 2 mandarines, pelées et tranchées
- Jus d'1 citron vert
- 2 cuillères à soupe de sucre de coco
- 1 tasse d'eau

Les indications:
1. Dans une poêle, mélanger les oranges avec les mandarines et les autres ingrédients, porter à ébullition et cuire à feu moyen pendant 8 minutes.
2. Répartir dans des bols et servir froid.

Nutrition: 170 calories, 2,3 matières grasses, 2,3 fibres, 11 glucides, 3,4 protéines

Crème de potiron

Temps de préparation : 2 heures
Temps de préparation : 0 minutes
Portions : 4

Ingrédients:
- 2 tasses de crème de coco
- 1 tasse de purée de citrouille
- 14 onces de crème de coco
- 3 cuillères à soupe de sucre de coco

Les indications:
1. Dans un bol, mélanger la crème avec la purée de potiron et les autres ingrédients, bien mélanger, répartir dans des bols et réfrigérer 2 heures avant de servir.

Nutrition: 350 calories, 12,3 matières grasses, 3 fibres, 11,7 glucides, 6 protéines

Le mélange de figues et de rhubarbe

Temps de préparation : 6 minutes
Temps de préparation : 14 minutes
Portions : 4

Ingrédients:
- 2 cuillères à soupe d'huile de coco dissoute
- 1 tasse de rhubarbe, hachée grossièrement
- 12 figues, coupées en deux
- ¼ tasse de sucre de coco
- 1 tasse d'eau

Les indications:
1. Faites chauffer une poêle avec de l'huile à feu moyen, ajoutez les figues et le reste des ingrédients, mélangez, faites bouillir pendant 14 minutes, répartissez dans des petits bols et servez froid.

Nutrition: 213 calories, 7,4 matières grasses, 6,1 fibres, 39 glucides, 2,2 protéines

Banane épicée

Temps de préparation : 4 minutes
Temps de préparation : 15 minutes
Portions : 4

Ingrédients:
- 4 bananes pelées et coupées en deux
- 1 cuillère à café de muscade moulue
- 1 cuillère à café de cannelle moulue
- Jus d'1 citron vert
- 4 cuillères à soupe de sucre de coco

Les indications:
1. Disposez les bananes dans une poêle, ajoutez la muscade et les autres ingrédients, enfournez à 350 degrés pendant 15 minutes.
2. Répartissez les bananes mûres dans les assiettes et servez.

Nutrition: 206 calories, 0,6 matières grasses, 3,2 fibres, 47,1 glucides, 2,4 protéines

Smoothie au cacao

Temps de préparation : 5 minutes
Temps de préparation : 0 minutes
Portions : 2

Ingrédients:

- 2 cuillères à café de cacao en poudre
- 1 avocat dénoyauté, pelé et écrasé
- 1 tasse de lait d'amande
- 1 tasse de crème de coco

Les indications:

1. Dans votre mixeur, mélangez le lait d'amande avec la crème et les autres ingrédients, battez bien, répartissez dans des tasses et servez froid.

Nutrition: 155 calories, 12,3 matières grasses, 4 fibres, 8,6 glucides, 5 protéines

Barres à la banane

Temps de préparation : 30 minutes
Temps de préparation : 0 minutes
Portions : 4
Ingrédients:

- 1 tasse d'huile de noix de coco, fondue
- 2 bananes pelées et hachées
- 1 avocat pelé, dénoyauté et réduit en purée
- ½ tasse de sucre de coco
- ¼ tasse de jus de citron
- 1 cuillère à café de zeste de citron râpé
- Aérosol de cuisson

Les indications:

1. Au robot culinaire, mélanger les bananes avec l'huile et les autres ingrédients, à l'exception de l'enduit à cuisson, et bien mélanger.
2. Enduisez une plaque à pâtisserie d'enduit à cuisson, versez et étalez le mélange de bananes, étalez, réfrigérez 30 minutes, coupez en barres et servez.

Nutrition: calories 639, lipides 64,6, fibres 4,9, glucides 20,5, protéines 1,7

Bar avec thé vert et dattes

Temps de préparation : 10 minutes
Temps de préparation : 30 minutes
Portions : 8

Ingrédients:
- 2 cuillères à soupe de thé vert en poudre
- 2 tasses de lait de coco, réchauffé
- ½ tasse d'huile de coco, fondue
- 2 tasses de sucre de coco
- 4 oeufs battus
- 2 cuillères à café d'extrait de vanille
- 3 tasses de farine d'amande
- 1 cuillère à café de bicarbonate de sodium
- 2 cuillères à café de levure chimique

Les indications:
1. Dans un bol mélanger le lait de coco avec la poudre de thé vert et le reste des ingrédients, bien mélanger, verser dans un moule carré, étaler, mettre au four, enfourner à 350 degrés pendant 30 minutes, laisser refroidir, couper et servir.

Nutrition: 560 calories, 22,3 matières grasses, 4 fibres, 12,8 glucides, 22,1 protéines

Crème de noix

Temps de préparation : 2 heures
Temps de préparation : 0 minutes
Portions : 4

Ingrédients:
- 2 tasses de lait d'amande
- ½ tasse de crème de coco
- ½ tasse de noix hachées
- 3 cuillères à soupe de sucre de coco
- 1 cuillère à café d'extrait de vanille

Les indications:
1. Dans un bol, mélanger le lait d'amande avec la crème et les autres ingrédients, bien mélanger, répartir dans des petits bols et réfrigérer 2 heures avant de servir.

Nutrition: 170 calories, 12,4 matières grasses, 3 fibres, 12,8 glucides, 4 protéines

Gâteau au citron

Temps de préparation : 10 minutes
Temps de cuisson : 35 minutes
Portions : 6

Ingrédients:
- 2 tasses de farine complète
- 1 cuillère à café de levure chimique
- 2 cuillères à soupe d'huile de coco dissoute
- 1 œuf battu
- 3 cuillères à soupe de sucre de coco
- 1 tasse de lait d'amande
- Le zeste râpé d'1 citron
- Jus de 1 citron

Les indications:
1. Dans un bol, mélanger la farine avec l'huile et les autres ingrédients, bien mélanger, transférer le tout dans une plaque et enfourner à 360° pendant 35 minutes.
2. Trancher et servir froid.

Nutrition: 222 calories, 12,5 matières grasses, 6,2 fibres, 7 glucides, 17,4 protéines

Barres aux raisins

Temps de préparation : 10 minutes
Temps de préparation : 25 minutes
Portions : 6

Ingrédients:
- 1 cuillère à café de cannelle moulue
- 2 tasses de farine d'amande
- 1 cuillère à café de levure chimique
- ½ cuillère à café de muscade moulue
- 1 tasse d'huile de noix de coco, fondue
- 1 tasse de sucre de coco
- 1 œuf battu
- 1 tasse de raisins secs

Les indications:
1. Mélangez la farine avec la cannelle et les autres ingrédients dans un bol, mélangez bien, étalez sur une plaque tapissée, mettez au four, enfournez à 380 degrés pendant 25 minutes, coupez en lanières et servez froid.

Nutrition: 274 calories, 12 matières grasses, 5,2 fibres, 14,5 glucides, 7 protéines

Carrés de nectarines

Temps de préparation : 10 minutes
Temps de préparation : 20 minutes
Portions : 4

Ingrédients:
- 3 nectarines dénoyautées et hachées
- 1 cuillère à soupe de sucre de coco
- ½ cuillère à café de bicarbonate de soude
- 1 tasse de farine d'amande
- 4 cuillères à soupe d'huile de coco fondue
- 2 cuillères à soupe de cacao en poudre

Les indications:
1. Dans un mixeur, mélanger les nectarines avec le sucre et le reste des ingrédients, bien battre, verser dans un moule carré tapissé, étaler, enfourner à 375 degrés pendant 20 minutes, laisser refroidir un peu, couper en carré et servir.

Nutrition: calories 342, lipides 14,4, fibres 7,6, glucides 12, protéines 7,7

Ragoût de raisin

Temps de préparation : 10 minutes
Temps de préparation : 20 minutes
Portions : 4

Ingrédients:
- 1 tasse de raisins verts
- Jus de ½ citron vert
- 2 cuillères à soupe de sucre de coco
- 1 1/2 tasse d'eau
- 2 cuillères à café de poudre de cardamome

Les indications:
1. Faites chauffer une casserole d'eau à feu moyen, ajoutez les raisins et les autres ingrédients, portez à ébullition, laissez mijoter 20 minutes, répartissez dans des bols et servez.

Nutrition: 384 calories, 12,5 matières grasses, 6,3 fibres, 13,8 glucides, 5,6 protéines

Crème de mandarine et de prune

Temps de préparation : 10 minutes
Temps de préparation : 20 minutes
Portions : 4

Ingrédients:
- 1 mandarine, nettoyée et hachée
- ½ kilogramme de prunes dénoyautées et hachées
- 1 tasse de crème de coco
- Jus de 2 mandarines
- 2 cuillères à soupe de sucre de coco

Les indications:
1. Dans un mixeur, mélanger la mandarine avec les prunes et les autres ingrédients, bien battre, diviser en petites formes, mettre au four, cuire au four à 350 degrés pendant 20 minutes et servir froid.

Nutrition: 402 calories, 18,2 matières grasses, 2 fibres, 22,2 glucides, 4,5 protéines

Crème de cerises et fraises

Temps de préparation : 10 minutes
Temps de préparation : 0 minutes
Portions : 6

Ingrédients:
- 1 kg de cerises dénoyautées
- 1 tasse de fraises, hachées
- ¼ tasse de sucre de coco
- 2 tasses de crème de coco

Les indications:
1. Dans un mixeur, mélanger les cerises avec les autres ingrédients, bien mélanger, répartir dans des bols et servir frais.

Nutrition: calories 342, lipides 22,1, fibres 5,6, glucides 8,4, protéines 6,5

Cardamome, noix et riz au lait

Temps de préparation : 5 minutes
Temps de cuisson : 40 minutes
Portions : 4

Ingrédients:
- 1 tasse de riz basmati
- 3 tasses de lait d'amande
- 3 cuillères à soupe de sucre de coco
- ½ cuillère à café de poudre de cardamome
- ¼ tasse de noix hachées

Les indications:
1. Dans une casserole, mélanger le riz avec le lait et les autres ingrédients, mélanger, cuire 40 minutes à feu moyen, répartir dans des bols et servir froid.

Nutrition: calories 703, lipides 47,9, fibres 5,2, glucides 62,1, protéines 10,1

Pain aux poires

Temps de préparation : 10 minutes
Temps de préparation : 30 minutes
Portions : 4

Ingrédients:
- 2 tasses de poires, épépinées et coupées en dés
- 1 tasse de sucre de coco
- 2 oeufs battus
- 2 tasses de farine d'amande
- 1 cuillère à soupe de levure chimique
- 1 cuillère à soupe d'huile de coco fondue

Les indications:
1. Dans un bol, mélangez les poires avec le sucre et les autres ingrédients, mélangez, versez dans un moule, mettez au four et enfournez à 350 degrés pendant 30 minutes.
2. Trancher et servir froid.

Nutrition: 380 calories, 16,7 matières grasses, 5 fibres, 17,5 glucides, 5,6 protéines

Riz au lait et cerises

Temps de préparation : 10 minutes
Temps de préparation : 25 minutes
Portions : 4

Ingrédients:
- 1 cuillère à soupe d'huile de coco fondue
- 1 tasse de riz blanc
- 3 tasses de lait d'amande
- ½ tasse de cerises, dénoyautées et coupées en deux
- 3 cuillères à soupe de sucre de coco
- 1 cuillère à café de cannelle moulue
- 1 cuillère à café d'extrait de vanille

Les indications:
1. Dans une casserole, mélanger l'huile avec le riz et les autres ingrédients, mélanger, porter à ébullition, cuire 25 minutes à feu moyen, répartir dans des bols et servir froid.

Nutrition: calories 292, lipides 12,4, fibres 5,6, glucides 8, protéines 7

Ragoût de pastèque

Temps de préparation : 5 minutes
Temps de préparation : 8 minutes
Portions : 4

Ingrédients:
- Jus d'1 citron vert
- 1 cuillère à café de zeste de citron vert râpé
- 1 1/2 tasse de sucre de coco
- 4 tasses de pastèque, pelée et coupée en gros morceaux
- 1 1/2 tasse d'eau

Les indications:
1. Dans une casserole, mélanger la pastèque avec le zeste de citron vert et les autres ingrédients, remuer, porter à ébullition à feu moyen, cuire 8 minutes, répartir dans des bols et servir froid.

Nutrition:: calories 233, lipides 0,2, fibres 0,7, glucides 61,5, protéines 0,9

Pouding au gingembre

Temps de préparation : 1 heure
Temps de préparation : 0 minutes
Portions : 4

Ingrédients:
- 2 tasses de lait d'amande
- ½ tasse de crème de coco
- 2 cuillères à soupe de sucre de coco
- 1 cuillère à soupe de gingembre, râpé
- ¼ tasse de graines de chia

Les indications:
1. Dans un bol, mélanger le lait avec la crème et les autres ingrédients, bien battre, répartir dans des petits bols et conserver au réfrigérateur 1 heure avant de servir.

Nutrition: 345 calories, 17 matières grasses, 4,7 fibres, 11,5 glucides, 6,9 protéines

Crème de cajou

Temps de préparation : 2 heures
Temps de préparation : 0 minutes
Portions : 4

Ingrédients:
- 1 tasse de noix de cajou, hachées
- 2 cuillères à soupe d'huile de coco dissoute
- 2 cuillères à soupe d'huile de coco dissoute
- 1 tasse de crème de coco
- cuillères de jus de citron
- 1 cuillère à soupe de sucre de coco

Les indications:
1. Dans un mixeur, mélanger les noix de cajou avec l'huile de coco et les autres ingrédients, bien mélanger, répartir dans des petits bols et réfrigérer 2 heures avant de servir.

Nutrition: 480 calories, 43,9 matières grasses, 2,4 fibres, 19,7 glucides, 7 protéines

Crackers au chanvre

Temps de préparation : 30 minutes
Temps de préparation : 0 minutes
Portions : 6

Ingrédients:
- 1 tasse d'amandes, trempées toute la nuit et égouttées
- 2 cuillères à soupe de cacao en poudre
- 1 cuillère à soupe de sucre de coco
- ½ tasse de graines de chanvre
- 1/4 tasse de noix de coco, râpée
- ½ tasse d'eau

Les indications:
1. Dans votre robot culinaire, mélangez les amandes avec la poudre de cacao et les autres ingrédients, mélangez bien, pressez sur un plat tapissé, réfrigérez pendant 30 minutes, coupez en tranches et servez.

Nutrition: calories 270, lipides 12,6, fibres 3, glucides 7,7, protéines 7

Bols d'amandes et de grenades

Temps de préparation : 2 heures
Temps de préparation : 0 minutes
Portions : 4

Ingrédients:
- ½ tasse de crème de coco
- 1 cuillère à café d'extrait de vanille
- 1 tasse d'amandes hachées
- 1 tasse de graines de grenade
- 1 cuillère à soupe de sucre de coco

Les indications:
1. Dans un bol, mélangez les amandes avec la crème et les autres ingrédients, mélangez, répartissez dans des petits bols et servez.

Nutrition: 258 calories, 19 matières grasses, 3,9 fibres, 17,6 glucides, 6,2 protéines

www.ingramcontent.com/pod-product-compliance
Lightning Source LLC
Chambersburg PA
CBHW070359120526
44590CB00014B/1186